分散脳

バラバラな思考が ひとつになる時

～自閉症スペクトラム障害の私が語ること、書くことの意味～

著 わたなべみほ　わたなべくみこ　藤原加奈江（東北文化学園大学教授）

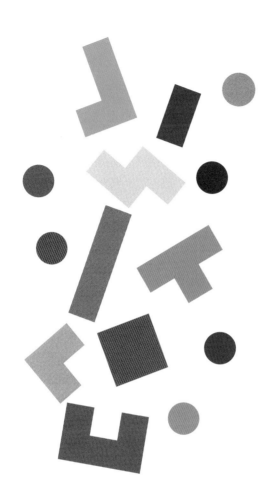

since1914 診断と治療社

はじめに

■■ みほさんとの出会い

　初めてお会いしたのは，みほさんが小学校 6 年生になろうとしているときであった．みほさんは話し言葉も文字も習得していたが，重度の発達性発語失行（D-8）や発達性失行性失書（F-13）のために表出が困難で，何もできない児童として小学校 4 年生まで支援学級にいたとのことである．たまたま産休代替の講師が担任になってみほさんの能力に気づき，それからみほさんの希望で通級が始まり，急に世界が広がって 1 年以上が経過した頃である．話せるようになりたいという希望をもち，通っていた小児科の心理士にその思いを告げ私への紹介となった．当時は気持ちとは裏腹に，慣れない場所ということで椅子に 20 秒座っていることも困難なほどの多動性があり，大学病院の外来診察室という環境では，すぐに言葉の訓練が開始できる状態にはなかった．みほさんはベッドをみると横になることが多く（みほさん曰く「ベッドがおいでおいでと誘う」らしい），初期は寝た状態で評価を行うことが多かった．

　発話はモーラごとに区切られた不明瞭な母音がほとんどで，お母さんの通訳が不可欠であった．しかし，その話の内容には論理性があり事実を正確に伝える力が十分うかがえた．もう一つ気づいたのはみほさんが自分からは何もいわない，あるいは伝えたいことがあるということをジェスチャーや視線などほかの手段を使っても表現しないことであった．お母さんが抱える困難はたくさんあり，ついついお母さんと話すことが多かった．お母さんの話の途中でみほさんのハミングのような発声が少し大きくなるときがあった．気になって「みほさん何か言いたいことがある？」「みほさんはどう思う？」と聞くと，すらすらと話し始めた．どうしていいたいことがあったら自分から話さないのか聞くと「自分から話してもいいということがわからなかった」，また，「どのタイミングで話していいかわからない」と答えた．自閉症スペクトラム障害のコミュニケーション障害の深さを改めて実感したときであった．

　もう一つ驚いたのは，乳幼児期の記憶があるということである．確かめると胎児期の記憶もあるという．「今まで誰も聞いてこなかったので話さなかった」という．中学校の卒業研究で自分史を選択し書いたもののなかには，生まれたときのことが書いてあった．機会が設定されれば表現するとわかった．

　中学，高校，大学とみほさんの第一の目標は学校で学ぶことであり，それを実現するために通訳としてお母さんが毎日同行し，無事大学を卒業した．大学院進学を希望していたが残念ながらその道は開かれなかった．

　さらに大学を卒業するにあたり将来何をしたいかと聞くと，すでにその頃，依頼されて自閉症スペクトラム障害の当事者としての困難や支援への希望を書いたり講演したりしていた経験もあり，このような活動を通して自閉症者と非自閉症者のかけ橋になりたいとのことであった．みほさんの感覚，記憶，認知，言語コミュニケーション，注意，行動コントロール，愛着の違いは際立っており，経験上，自閉症スペクトラム障害を理解するうえで支援者の一人とし

て私自身非常に役立った．特に乳幼児期からの記憶があることは発達上のさまざまな仮説を検証するうえでも重要であった．そのことを告げ，みほさんの体験を書いて広く伝えてはどうかと提案すると，是非したいとのことで今回のプロジェクトは開始となった．

方法論

テーマのいくつかは，お母さんからのみほさんの困った行動の相談から生まれた．例えば「教室からの脱走事件」．どうしてそうしたかを聞いていくと，どうも奥行きの感覚が欠如していたらしいことがわかった．視覚認知について質問をし，その答えとしてみほさんが原稿を書く．不明瞭なところは更に質問を重ねた．また，いくつかのテーマは長年ともに取り組んできた言語・コミュニケーション上の困難さを取り上げた．そしてこれらを脳機能の観点から神経心理学的分類に準じて感覚，認知，記憶，言語・コミュニケーション，構成行為，実行機能としてまとめた．抜けているテーマについては上記同様，まず，私が質問を用意し，それに答える形で書いてもらっていった．

例えば「注意機能について」であれば，次のような流れである．

「今日は注意機能について質問をします．それに答える感じで原稿を書いてみてください．

①何か興味があったり好きなことに集中することが難しいですか？　どのくらいの時間だと集中できますか？　そのとき，周りが騒がしかったり動いていたりすると集中力はどうなりますか？

みほさん：好きな事でも，集中をするのは難しいです．集中できるのはたぶん20分が限度かと思います．動いたりしたのがわかった時点で，集中力はなくなってしまいます．

②ある場所に行ったとき，まずは全体を見回しますか？　それとも何か興味を引く物に注意が固定して周りを見ることはしないですか？

みほさん：多分知らない場所に行ったときは，入り口で判断してしまいます．全体を見まわす余裕がありません．よく行くお店だと，好きなもののある場所を知っているのでそこを見るようになります．そこにあるものが私を誘っているように，キラキラ輝いて私を誘ってくる時もあります．

③授業などで先生の声に集中したいけれど，別なことが気になって集中できないことがありますか？　また，周りがちょっと騒がしいと先生の声が聞こえにくくなりますか？　どうしても先生の声など自分が集中したいときに何か工夫していますか？

みほさん：集中できないほうが多かったように思います．それは，先生が話している時に，誰かが動いたりするのが目に入ったり，誰かが声を少しでも発したりすると集中が途切れてしまいます．騒がしいとどの音に集中したらよいかがわからなくなってしまいます．工夫とは言えませんが，薬を服用してからは，少し自分でコントロールできるようになりました．

④あることをしていて，次のことに切り替えるのが難しいですか？　難しいときとそれほどでもないときがありますか？

みほさん：切り替えがスムーズにいく時と，全くいかない時があります．大人になってやらなくてはいけないと思う時には，イライラしながらでもやらなくてはいけない事が出来るようになりました．効率は凄く落ちます．」

　上記のように質問に対してみほさんが答え，これを基にみほさんが原稿を書き，それを読んで更に私が質問をするという手順で行った．みほさんの書いたものは時にテーマから脱線していても，なるべくそのままにした．

　途中までプロジェクトを進めたときに，よりそのときの状況を明確にするためにお母さん（くみこさん）にも質問に答えていただくことにした．事実関係が確かめられると同時に，保護者の視点が得られたことは貴重であった．更に内容を理解するのに役立つと思われる基本的な神経心理学的知識と私の見解を加えた．

本書のタイトル

　この 20 年，みほさんをみてきて，その困難さを一言で表現する言葉を捜し，「分散脳」に行き着いた．自閉症スペクトラム障害の発言メカニズムについては「心の理論」「中枢性統合理論」「ミラーニューロン障害説」「実行機能障害説」などに始まり，現在もさまざまな説が提唱されている．コミュニケーションと愛着は「乳幼児期の人への関心の薄さ」が大きく影響しており，「心の理論」の重要性を示唆している．他方，認知，記憶，言語，実行機能などをみると，情報を統合して新たな意味を作り出すこと，つまり「中枢性統合理論」の困難さが際立っている．みほさんは個々の優れた能力を新しい環境で活用することができないままに，極めて制限された行動を強いられている．手の基本的な運動機能は備わっているのに，書こうとする文字もわかっているのに，自分の思った方向と違う方向に手が動く．脳機能がバラバラ，分散しているように感じる．そのような脳をもちながら一歩一歩，前進していく姿を伝えたかった．

本書の執筆プロセスの認知等への影響

　プロジェクトの提案は数年前に遡り，一部を書いてはさまざまな理由により中断し，また再開した経緯がある．みほさんの場合，自発的ではなく誰かからの質問や執筆により，内省が始まる印象があり，今回の執筆自体が経過とともに内省に影響を及ぼした可能性は高い．質問はできるだけ客観的見地から行ったが限界はあるので，それを考慮して読んでいただけると幸いである．一方で執筆を通してみほさん自身のさまざまな気づきがあり，このようなやり取りや執筆が支援の一助になりうる可能性を実感している．

　なお，本書の最後に，みほさんが中学校の卒業研究で書いた自分史と，大学を卒業した後に書いた作文を加えた．みほさんがいう私からの「お題」がない状態でのものである．どちらもその時点での振り返りとなっている．脳機能の視点からみる神経心理学的アプローチとは異なる視点からみほさんを語る貴重なものと考える．

2021 年 11 月

藤原加奈江

目 次

<編集部注>
みほさんがご執筆された部分は，なるべく手を加えずに掲載をしています．また，固有名詞についてはアルファベット表記等としています．予めご了承ください．

分散脳

バラバラな思考が
ひとつになる時

〜自閉症スペクトラム障害の私が
語ること，書くことの意味〜

A 記憶

B 感覚
（聴覚・触覚）

C 認知

D 言語・
コミュニケーション

E 注意・実行機能
（セルフ・コントロール）

F 構成行為・運動

G 対人心理

Ａ 記 憶

1　エピソード記憶

▌ みほさんより

▪▪ 私の頭の中

　私の頭の中は一体どうなっているのだろうか？

　先生から小さい時の事を質問されればすぐに答えが出てくる．まるで昨日あったかのようにすらすらと．記憶にあるのがほとんど苦しかったり，怖かったり，辛かったりしたことが多いような気がします．質問に答えていると，そんなことを思い出すことになるからなのだろうか．幼少期の事を思い出せば日常生活では，褒められるより注意や，叱られる経験が多いと思っている．嬉しい事や楽しい経験もたくさんしている．両親は早くから飛行機にも乗せてくれたし，海外にも連れて行ってくれた．ディズニーランドは，何度行っただろうか．でも記憶のほとんどは旅などのことではなく日常が多いように思う．

　質問をされなければきっと誰にも言わないでいただろうと思う出来事も多分含まれているのだろうと思っている．

　年齢を重ねていくうちに経験する量も，幼少期に比べると格段に多くなっているので，私の記憶も自分にとってのトピックスが多くなっているのではないかと思っている．この考えが正しいかどうか，自分でもよくわかりません．記憶に残っていないようでも，何かのきっかけで，思い出す時があるからです．

▪▪ 些細なきっかけで思い出す

　そのきっかけが些細な事であったりします．例えば父の運転する車に乗って外を見ていたら，森林の中にキャンプ場らしいところが見えました．私はそこから記憶の中にある，キャンプ場と車窓から見たキャンプ場がリンクしたようになり，自分がそこで体験したことを思い出して泣いてしまいました．それはテントから勝手に一人で出て，知らない人のテントにいたことを思い出したからです．

　いったい幼少期の記憶がなぜこれだけ残っているかもよくわかりません．母も父も忘れていて「そんなことあったかな？」と言われることがあります．そんな時一緒にいた人を家族で思い出し，その人に確認したりして，私が思い出したことについて話すこともあります．答え合わせをしている感じです．そんな時，両親は昔話に花が咲きますが，私にとってみたら，特別な事ではないので，両親たちが話に花を咲かせていることのほうが不思議でしょうがありません．

▪▪ 記憶は嫌な事が多い

　記憶は嫌な事が多いように感じます．失敗した経験が多いからかもしれません．それと，

A 記憶

B 感覚（聴覚・触覚）

C 認知

D 言語・コミュニケーション

E 注意・実行機能（セルフ・コントロール）

F 構成行為・運動

G 対人心理

私に対して言われた言葉の数々があまりよい内容ではなく，言葉と一緒にその情景も併せて記憶している事が多いからです．その情景は，写真のように止まっているのではなく，まるで今起きているかのように出てくるのです．

　学校などに行くと同じ場所で科目だけが変わったりします．例えば絵の具を使って絵を描いた机で次の時間は，国語の書写の練習となると混乱してしまいます．場所と内容をひとつのセットで覚えているからです．また時間割の通りに移動教室に行くことになるとします．前に行った時には教室はだれも使っていなかったのに，今回行ってみたら他の人たちがいたりすると，もうその場から動くことができなくなってしまいます．「今，授業中」と先生に言われても動けないし，言葉も発せないのでまた叱られます．これが記憶になり，移動教室に行くのが不安になってしまうのです．

■⁚ 体験したことのほうが記憶に残る

　でも何から何まで記憶に残っているのではないように思います．なぜなら学校での教科の内容は忘れているものが多いからです．強制的に教えられたことは忘れてしまう事が多いけれど，体験したことは忘れにくいのかもしれません．体験したことがこんなに記憶に残る事がわかっていたら，そしてそれをみんなが知っていてくれたら，思い出して苦しむようなことがないようにみんな配慮してくれるのかなと思います．

1 ｜ みほさんへの質問

Q1 自分の経験についてみほさんは 0 歳から覚えていますが，その鮮明さに時期，内容，自分に関してか人に関してか，などで違いがありますか？

みほさん 何となくですが，新しい記憶は嫌だった思いのほうが鮮明に覚えているように思います．小さいときの記憶は，自分の感情にかかわりがなく，その時々にあったことを覚えているように思います．鮮明とかあまり時期に関係していないように思います．自分に関してのこと，または自分がかかわったことを覚えていると思います．

　　　　　今回先生からの質問に答えてきたので，記憶のなかから引き出してこれたのだと思います．多分何かのきっかけがないと，ずっと頭の奥底で眠っている状態なのかもしれません．ただ思い出したときは，今まさしく起きたように感じるものと，客観的に感じるよそからみているように思える記憶があるように思っています．今回の質問のほとんどは，客観的に外からみているように感じながら書いていたように思います．フラッシュバックといわれているものとは違うように思います．フラッシュバックは，どの年齢のときでも客観的に見ることができません．

Q2 視覚，聴覚，触覚，嗅覚などで違いがありますか？

みほさん 小学校の頃までは聞くことに強く意識をもっていたように思います．だから視覚より聴覚を駆使していたように思います．視覚はあまり重要視していませんでした．どこを見たらよいかがわからなかったからです．でも成長に伴い見ることができるようになってくると，視覚が重要になってきたように思います．聴覚にばかり神経を使うよりは，見ることも入れたほうがわかりやすいとわかったからだと思いま

す．だから，生活をしていくなかで順番は決めていないですが，一番は視覚と聴覚が大事かも，でもほかの事も必要な場面は多々あるので優劣はつけがたいかな．

Q3 記憶の強弱は何で決まると思いますか？

みほさん 自分の受けた負荷の大きさだと思う．100% しかも今起きているように思い出すのは，これだと思います．負荷のないほかの記憶については，どうして覚えているのかがよくわかりません．

Q4 本からの知識の記憶と自分の体験の記憶に差がありますか？

みほさん 本の記憶は文字なので，自分の興味のあるところは実体験の映像よりも残っているように思います．でも，読書量はないに等しいから，今は映像のほうが残っているように思います．

Q4-1 興味のあるものの場合，文字のほうが実体験より残る理由は何だと思いますか？

みほさん 興味があるものは，集中して読んでいるように思います．興味のないものはざっとみて終わりにすることが多いので，記憶に残る質が違うように思います．私の場合，みてすぐに覚えますが，理解するのと覚えるのとは違いがあるように思います．

　先生もご承知のように，本はすぐに読み覚えることができるような感じがします．そのようなことから，前の質問に答えたように思います．記憶に残っていても，それの内容を理解して記憶にあるのかと聞かれたときは，多分実体験をしたほうが記憶していると答えると思います．

　例えば本に，「公共機関などでは，マナーを守ります」と書いてあったとします．記憶には残ります．しかし，生活をしていくなかでそれを守るという行動をとることが難しいときがあります．でも，実体験をした場合は，失敗した経験が残るのでこちらのほうが鮮明な記憶として残ります．記憶に残っていても，すぐに失敗を改善する事はできません．改善するまでには，重ねた練習が必要になるからです．記憶に残るなかにも，種類によって異なるように思います．

Q5 幼稚園時代の思い出とか小学校時代の思い出など，自分からタイトルをつけて出来事をまとめることがありますか？

みほさん 自分からは，タイトルをつけてまとめることはありません．まとめるときは，何かを頼まれ書くときや，質問を受けて答えるときくらいだと思います．

Q6 前にこんなことをして失敗したから今度は気をつけようなど，過去の出来事からこれからの行動を調整することはありますか？

みほさん 自分なりに今度からはやめようと思い，書き留めたりしますが，なかなか実行に移せないのが現実で悲しくなってしまいます．

Q7 自分の人生について考えたことがありますか？　ある場合，それは具体的にいつ，どんなきっかけで，どのように考えましたか？

みほさん あります．中学三年生のときに，自分についてまとめた文章を書きました．その時，自分を振り返り，努力が報われることを知りました．しかし，大学を卒業したときに，努力だけでは報われない現実の厳しさも知りました．でも努力は自分を裏切らないという考えにも至りました．

Q8 特定の人についての思い出あれこれをまとめて思いめぐらすことがありますか？　ある
いは，特定の場所についてでも結構ですが．

みほさん　何かきっかけがないと思い出すことはほとんどありません．

Q9 つらいときや悲しいとき，落ち込んだときなどに，昔あった楽しかったことを思い出して
気持ちを切り替えたりすることがありますか？

みほさん　ありません．苦しい事を思い出して，これは違うと思うことでリセットしていると
きもあります．

Q10 幼児期にお姉さんがみていた絵本の絵を覚えていたように思いましたが，ほかにも乳幼
児期にみた絵本の絵を覚えていることはありますか？

みほさん　あります．いないいないばあとか，ノンタン，これなーに，ほかにもあるけれど本
の名前がわからない．お化けの本とかもあったように思います．

Q11 キャンプ場での思い出はフラッシュバックの一つと考えてよいですか？

みほさん　これはフラッシュバックではありません，思い出しただけです．悲しくはなかった
から．そして，嫌な経験も思い出したけれども，楽しかったことも思い出された．
　　　私のフラッシュバックの定義は，悲しかったり，悔しかったり，怖かったことの
みを思い出して，今と過去が一緒のような錯覚というか，よくわからなくなってし
まうときなどと考えています．そして，映像として見えてくるものです．

Q11-1 もし，フラッシュバックだった場合，文章にしたり，話をしたりした後はそれについ
ての体験が変わることがありますか？

みほさん　今回のは違っていましたが，人に話したり，文章にすることで当時のことを振り返
ることができ，こうすればよかったとか，楽しかったこともあったとか思い出すこ
とができます．頭のなかを，整理することが必要だと思います．ベストは誰かと一
緒に話し合いながら，整理することだと思います．

Q11-2 もし，フラッシュバックでない場合は，別のフラッシュバックの例で考えてみてくだ
さい．

みほさん　初めてお会いする，男性のメガネをかけている人は，怖くてそこから離れたくなり
ずっと声を出していたり，逃げ出そうとしていました．小学校の先生を思い出しと
てもつらかった．男の人がダメでバスにも乗れないときがあった．泣けてくるとき
もあった．今はそれが出なくなっている．

Q11-3 眼鏡をかけた男の人へのフラッシュバックが出なくなったときは何がきっかけだと
思いますか？　経緯を教えてください．

みほさん　初めは学校の先生といじめっ子の男の子でした．それがひとまとめの男の人になっ
ていきました．どうしてひとまとめになったのかよくわかりません．
　　　少しずつですが，改善していきました．中学，高校のときに，男の先生の苦手が
少しずつ少なくなっていきました．「怖い」ではなくなったのです．怒るのには理由
があることを知りました．中学ではクラスで問題が起こると話し合いがあり，先生
の気持ちや私たちの行動の反省点を知ることができました．一番は，怒る理由を教
えてもらったからでしょうか．そこで納得できたことが大きいと思います．

B
感覚
（聴覚・触覚）

C
認知

D
言語・コミュニケーション

E
注意・実行機能
（セルフ・コントロール）

F
構成行為・運動

G
対人心理

　　　　いろんな先生とかかわりましたが，注意した理由をきちんと説明をしてくださる
　　　先生にかかわることができたことが大きな転機だったのではないかと思います．母
　　　と，公共交通機関を利用するときは，だいぶ改善されてきていましたが，ヘルパー
　　　さんとの活動では固まったり，そばに寄れずにいたこともありました．しかし，活
　　　動後の振り返りを利用して，いろいろ話をしました．私がルールを守れば，ほとん
　　　どの人は怒ったりしないことや，他人の物に触れたりすると事件になるので，触れ
　　　る人はほとんどいないことなども学びました．公共交通機関の練習や話し合いで改
　　　善をしてきたのだとも思います．すごく時間はかかっていますが．

Q12 日記を書きはじめたのはいつですか？　日記に書いたことと，それ以外のことで思い出
　　　しやすさに違いはありますか？　例えば日記に書いたことは思い出しやすいとか，その
　　　実体験でなく文字（日記）を思い出すなど．日記を書くようになる前と後で，前のことの
　　　ほうが細かく覚えているということはありませんか？

みほさん　日記を書き始めたのは，小学一年生のときからです．思い出しやすさにあまり違い
　　　はないと思います．でも，日記に書くことでリセットというか，振り返りができ反
　　　省することだけでなく，自分をほめることや，ほかの人の考えや行動をみれるよう
　　　になってきていると思います．悪い記憶が少なくなってきていると思います．

　　　　日記を書いていなかった幼児期は，先生の言った言葉やその周りの雰囲気などま
　　　で残っていました．でも，文字に書くことで，いらない記憶をいったん外に出すこ
　　　とができるし，少し薄くなるというか悪い記憶が中和されるように思います．全部
　　　が全部そうではありませんが，書いたり話すことは大切な作業だと思います．

2 ｜ お母さんへの質問

Q1 みほさんの記憶が人と違うと感じたことはありますか？　もしあったら，初めて感じた
　　　のはいつですか？　そのときのことを教えてください．

お母さん　人と違うと感じたことはありませんでした．でも，よく覚えているなと思うことは
　　　ありました．小学1年になって，みほの言葉が理解できるようになり，会話というか，みほへ質問をする機会が多くなりました．下校時に校庭のブランコで遊んでい
　　　るときなど「今日何したの？」と聞くと，具体的に話をしてくれるようになりまし
　　　た．信じられなくて，6年生の協力学級の子どもたちに「本当？」と聞くことがあ
　　　りました．でも，覚えているのは，自分の興味というか，関心があることのみに限
　　　られるようだということを，担当の先生が出してくる宿題の回答を見て思いました．

　　　　中学3年卒業制作で自分史を書いたときは，どうして生まれてもいないときのこ
　　　とまで，覚えているんだろうと思いました．その時は，訂正することなく，思いの
　　　のまま書き綴らせたと思います．

　　　　出産のときからの様子を，今みてきたようにカタカタとキーボードを打っていく
　　　さまをみて，よく覚えているな〜と思いました．それに出産時に臍帯を首に巻いて
　　　いたと，本人に伝えていたか思い出せませんが，苦しくて苦しくと書いていたのに

はびっくりしたのを覚えています.

Q2 みほさんの文のなかに「父の運転する車に乗って外を見ていたら,森林の中にキャンプ場らしいところが見えました.私はそこから記憶の中にある,キャンプ場と車窓から見たキャンプ場がリンクしたようになり,自分がそこで体験したことを思い出して泣いてしまいました.それはテントから一人で勝手に出て,知らない人のテントにいたことを思い出したからです.

　いったい幼少期の記憶がなぜこれだけ残っているかもよくわかりません.母も父も忘れていて『そんなことあったかな?』と言われることがあります.そんな時一緒にいた人を家族で思い出し,その人に確認したりして,私が思い出したことについて話すこともあります.答え合わせをしている感じです.」

とあります.お母さんからみたこのときのことを教えてください.

お母さん このときのことは,よく覚えています.この日は,〇市の花火を見に行こうと向かっている途中でした.しかし,義母の体調が急変したとの連絡があり,引き返したのでよく覚えています.

　車では,キャンプの話をしていませんでした.みほは,いつも後ろの席で,ぶつぶついいながら車窓を眺めていたと思います.キャンプ場のようなところがみえてきたときに,みほがおもむろに「キャンプに行ったよね」と当時のことを話し始めました.家族で何度もキャンプに行っていたので,いつのことなのか思い出せませんでした.妹家族と一緒のことが多かったので,後で妹に確認してみるねと伝えた記憶はあります.

Q3 みほさんは,フラッシュバックはどのくらいの頻度で起きますか?　それに気づいた経緯を教えてください.

お母さん フラッシュバックでパニックになり,大泣きになったりすることは,ほとんどありません.泣くときは,しくしく泣くことが多いです.パニックを頻繁に起こすことはなかったように思います.

Q4 みほさんと思い出が共有しにくいな,と感じることはありますか?

お母さん 私の思い出すことと,少し視点が違うかなと感じることがありますが,こんなときという事例をすぐに思い出せません.

　しかし,いつまでもよく覚えているなとは思います.4〜5歳頃にAプラザの歯科診療所に行きました.そのとき体をネットで抑えられたのを,今でも覚えているようです.「歯医者さんに行く」というと,たまに「ネットは嫌です」といいます.

Q5 みほさんが「あそこに行って楽しかったからまた行こう」とか「あれをやって楽しかったからまたしよう」ということがありますか?

お母さん 「また飛行機に乗りたいから,行こうね」とかはいってきます.東京ディズニーランドは,また行きたいとよくいいます.

　学生のときは,同級生があそこが面白いとか話をしているのを聞いて,「私も行ってみたい.行って〇〇を買いたい」とかいっていましたが,今は経験したことしかいわなくなりました.

A 記憶

B 感覚(聴覚・触覚)

C 認知

D 言語・コミュニケーション

E 注意・実行機能(セルフ・コントロール)

F 構成行為・運動

G 対人心理

　私は先生からの質問に答えようと考えると，いつだったのか，みほのことだったか，姉のことだったか，孫のだったか．次々といろいろと思い出されて，すぐに書くことができません．しかし，みほは先生の質問を読むとすぐに，カタカタと打ち始めるのです．迷うことはないのかしらと疑問に思いながら，いつも眺めています．

　そして，こちらが質問すれば答えがすぐ返ってくるので，その答えを聞いて，思い出すことも多いです．本当にどんな脳の構造になっているのか教えてほしいと思います．

　みほへの質問で絵本のことがありました．お化けの絵本と書いていました．私には具体的に表紙に書いてあった色やお化けの色などもいってくれていました．それを上の子に伝えたら，『ねないこだれだ』というせなけいこさんの書いたものと教えてくれました．そのシリーズはたくさん読んでくれてたよね．私だけが，忘れておりました．

3 ｜ 神経心理学的見地から

1．定型発達の記憶

　記憶は，聴覚や視覚などそれぞれの感覚に極めて短い間記憶される感覚レジスタと，意識しリハーサルすることである程度保持できる短期記憶，長期間の保持ができる長期記憶が知られている．長期記憶は，言葉で説明しがたい非宣言記憶と，意識される宣言記憶に分かれる．非宣言記憶には「自転車の乗り方」や「箸の使い方」などの手続き記憶，その他の潜在記憶が入る．宣言記憶は，一般化された知識である意味記憶と，生活のなかで場所や時間が特定された経験であるエピソード記憶に分類される[1]（**図1**）．今回はみほさんの体験を聞いており，このエピソード記憶に焦点をあてることになる．エピソード記憶は過去についてだけでなく，これから何が起こりそうかを想像したり，計画するときにも使うと考えられており，エピソード的未来志向ともよばれている[2]．昔のエピソード記憶から似たような経験を思い出して，未来をシミュレーションするのである．

　一般に私たちが思い出せる記憶は，個人差はあるがおおよそ3歳以降であることが多い．そ

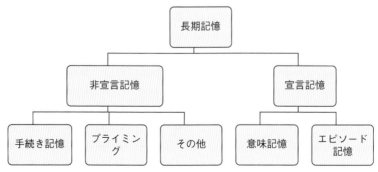

図1　長期記憶の分類
〔Squire LR, Zolz-Morgan S：Memory：Brain system and behavior. Trends Neurosci 11：170-175, 1988.〕

れまでの記憶が思い出せないことは幼児期健忘とよばれている．そのメカニズムはまだ十分にわかっていないが，一つは海馬など記憶を司る神経基盤が2～3歳になるまで十分に発達していないからと考える説[3]，状況を捉えるスキーマが未発達なために記憶はされるが忘却が早いためとする説，自己感覚，自己概念の発達を待たないと自伝的記憶が形成されないとする説などがある．自伝的記憶には①動作主という感覚，②当事者である感覚，③内省する力，④時間の感覚が必要であり[4]，これらが使えるようになるのは4，5歳以降で大人と同じくらいになるのは11歳ほどといわれている[5]．他方，スキーマ体制化仮説では，子どもは大人が世界をどのように語るかを学ぶ必要があり，情報を整合性のある形で記憶することで想起されやすくなるのでそれを学ぶまでの記憶が想起しにくいと考えている[6]．

　私たちはエピソード記憶から自分自身の人生の出来事である自伝的記憶を形作る．そこには出来事間の関係や自分にとっての意味なども含まれる．自伝的記憶は人生の目標を考えたり，人に自分がどういう人生を送ってきたかを伝えたりするときに必要となる．自伝的記憶には個々の出来事レベル，繰り返しの出来事をまとめた一般的出来事レベル，広範囲にわたるテーマに基づいた人生の部分である人生区分レベルがあるとされている．

　エピソード記憶は感情的であるほど想起されやすい．しかもそれが心地よいもののほうがネガティブなものより思い出しやすい．また，自伝的記憶の検索には時間と努力が必要であるが，不随意に検索される場合があり不随意記憶とよばれる．経験に特徴的な事柄で想起され，感情的なこと，特にポジティブな感情であることが多い．トラウマ的な不随意記憶にフィールド視点（自分が経験している視点）でなく，観察者の視点で想起することで不安を軽減させる．

2．みほさんの記憶

1）幼児期健忘がない

　幼児期健忘がないことが最大の特徴である．乳児期だけでなく，はっきりとではないが胎児期の記憶も想起できる（A-2）．その記憶にはフラッシュバックと思われる「今まさしく起きたように感じるもの」と，「客観的に感じるよそからみているように思える記憶」の2種類あるという．フラッシュバックは，類似した刺激があると100％そのままの記憶が自動的に蘇るなど定型発達と同様の想起である．もう一つは，今回質問を受けて思い出すような感情的にニュートラルな乳幼児期の記憶である．しかし，キャンプの思い出はフラッシュバックではないということなので，似たような刺激があると想起される第三の記憶があるように感じられる．そしてその多くは「叱られた」「失敗した」と認識された，みほさんにとって「嫌な出来事」が多い．叱られた，失敗した自分を思い出し，どうにか変えようとする点からすると，これが自伝的記憶に対応するのではないかと推測される．違うのは，ネガティブな出来事の想起が圧倒的に多いところである．ネガティブな感情の記憶は扁桃体と関係が深いこと，また，自閉症スペクトラム障害では扁桃体機能の異常が知られており，その影響が考えられる．

　特記すべきは人から質問されたり，書くように依頼されたりしないと思い出さない手つかずの乳幼児期の記憶があり，今も想起可能なことである．スキーマ体制化仮説では子どもは人と経験を共有したいという欲求があり，それによって自伝的記憶が発達すると考えている．みほさんの場合は「両親たちが話に花を咲かせていることのほうが不思議」といっているように，その動機が欠けているようだ．自伝的記憶が自分を軸として再構築された記憶であるとすれ

A
記憶

B
感覚
（聴覚・触覚）

C
認知

D
言語・コミュニケーション

E
注意・実行機能
（セルフ・コントロール）

F
構成行為・運動

G
対人心理

ば，そしてそれをすることで材料となったエピソード記憶が不必要となり想起が困難になるとすれば，みほさんの場合は自伝的記憶を作ることが遅れたことで，幼児期健忘に何らかの影響を与えた可能性がある．みほさんは日記を通して過去を思い出すという経験が始まった．それまでも，今でも書く以外，あるいは人から質問される以外，偶然に似た状況の刺激がある以外，自分から記憶をよび起こすことがないことは特記すべきことである．

　みほさんは乳幼児期，学童期，青年期などであまり記憶の差がないと答えているが，インタビューを行ってきて感じるのは乳幼児期の記憶がほかに比べて詳細であるということである．幼児期にみた絵本に何が描かれていたかだけでなく，背景の色が何色だったかも覚えていたことに驚いたことがあった．日記を書くことでの変化を尋ねると「日記を書いていなかった幼児期は，先生の言った言葉やその周りの雰囲気などまで残っていました．でも，文字に書くことで，いらない記憶をいったん外に出すことができるし，少し薄くなるというか悪い記憶が中和されるように思います．」と答えている．つまり，日記に書くことでスキーマを使って経験が客観的に整理され，感情が中和されると同時に，それまであった細部が失われる可能性がある．自発的にエピソード記憶を自伝的記憶にまとめたり，さまざまな思い出に思いを巡らせたり，これからのことをあれこれ想像するなどをしないことがエピソード記憶を原型に留めたのかもしれない．

　また，みほさんの話から，恐怖の対象が特定の男性教員からの叱責と男性生徒からのいじめから「眼鏡をかけた男性」と汎化されていったこと，その恐怖が中・高校生になり「怒るには理由がある」「他人の物は触ったりすると事件になる」など客観的な情報，あるいは別な接し方をする男性教員との出会いを通して変わっていった様子がわかる．自閉症スペクトラム障害では心の理論能力の発達が遅れ，相手の行動の理由を読みとることが難しいので，通常よりも恐怖を感じやすく記憶が整理されないままフラッシュバックの原因となる可能性がある．他方，言語が十分に使える場合は，説明やよい体験を重ねることが問題の改善に繋がるようである．

2）写真のような視覚記憶

　みほさんは奥行きの発達が遅れるなど視覚情報が十分に使えなかったこともあり（C-5），初期は聴覚に注意を向け，顔の認知ができるようになった小学生頃から視覚にも注意を向けるようになったとのことである．自分が興味があって注意を向けたことの記憶が想起しやすいというのは定型発達と同じである．しかし，客観的にみると，みほさんの記憶の仕方は独特である．例えば初めて読む本のあるページを黙読，再生してもらうと，まず読み終えるのがとても速い．そしてほとんど一字一句違わずに再生する．定型発達であれば意味を理解し形式でなく内容を記憶するが，形式も一緒に記憶している．

　それは場所と活動についてもいえる．「例えば絵の具を使って絵を描いた机で次の時間は，国語の書写の練習となると混乱してしまいます．場所と内容をひとつのセットで覚えているからです．」とあるように，定型発達であれば「ある場所である活動をする」というように要素に分けて大抵は意味づけをして理解するので，同じ場所でほかの活動が行われることに抵抗がない．しかし，みほさんの場合は場所と活動が写真のようにセットでそのまま記憶される．最初に入ったときカーテンが閉まっていたとすると，次のときもカーテンが閉まっていないと困る（不安になる）．

　　これは自閉症スペクトラム障害ではしばしばみられることであるが，要素に分解して再統合
して意味をとるプロセスがとられないからと考えることができる．記憶が，情報が統合され活
用されることなく分散したままの状態で置かれる．そのため，取りだすときもそのままを保持
し，同じであることを確認することの繰り返しとなるのではないかと考えられる．

文　献 ⋯⋯

1）Squire LR, Zolz-Morgan S：Memory：Brain system and behavior. Trends Neurosci 11：170-175, 1988.
2）Atancae CM, O′Neill DK：Episodic future thinking. Trends in Cognitive Sciencaes 5：533-539, 2001.
3）Mullally SL, Maguire EA：Learning to remember：the early ontogeny of episodic memory. Dev. Cog Neurosci 9：12-29, 2014.
4）Klein SB：Making the case that episodic recollection is attributable to wperations occurring at retrieval rather than to content stored in a dedicated subsystem of long-term memory. Front Behav Neurosci 7：3, 2013.
5）Rhodes SM, Murphy D, Hancock PJ：Developmental changes in the engagement of episodic retrieval processes and their relationship with working memory during the period of middle childhood. Br J Dev Psychol 29：865-882, 2011.
6）Nelson K, Gruendel JM：Generalized event representations：Basic building blocks of cognitive development. In Lamb ME, Brown AL. Advance in Developmental Psychology. Hillsdale, NJ, Erlbaum, pp.131-158, 1981.

A　記憶

B　感覚（聴覚・触覚）

C　認知

D　言語・コミュニケーション

E　注意・実行機能（セルフ・コントロール）

F　構成行為・運動

G　対人心理

A 記 憶

2　産道を通った記憶

▍みほさんより

■■ 母のお腹にいた頃

　誰も聞くことが無かったので，書くことも話すこともしなかった，母のお腹にいた頃のことから書いていこうと思います.

　私の記憶なのか体感で覚えているのか定かではないが，書けることは書いていこうと思います. お腹の中にいるとは最初，いえお腹の中から出るまでは，自分がお腹の中にいるとはわかりませんでした. 周りの大人が「お母さんのお腹の中にいたんだよ.」というから，あそこはお腹の中だという事が分かりました.

　お腹の中は，いつも暗いわけでもなく，安定しているわけでもなく，静かなわけでもなかったように思います. ただとても気持ちのいい温度の中で過ごすことが出来ていたように思います. お風呂に入った時のような感じとは，まったく違う感じです. お腹にいたときの感じは，お湯のように温かくはあったものの，体がつつみこまれているような感じがしました. だからなのかとても居心地がよくて，いつまでもいたくなる感じがしたと思います. お腹の温度の微妙な変化で，嫌な気分なのか，いい気分なのかはあったようにも思いますが，それが母の，感情で変化していたのかは，わかりませんでした. ただ窮屈に感じるときに，微妙に嫌な温度になったと思うのでそれが，母の心の負の影響だったのかもしれません. この窮屈な感じは，生まれる時に感じた窮屈な感じとは，また違うのですが，言葉でどう説明したらいいのかよく分かりません.

　お腹を触られるとなんか気持ちがいい時と不快な時があって，気持ちがいい時は体が反応していたように思います. 不快な時は，固く体を丸めていたように思います. これって今の嫌な時の状態と似ていると思います. 生まれてからこれまでの間で，お腹の中と同じような体験はなかったように思います.

■■ お腹の中で感じたこと

　お腹の中は，薄暗かったり，それよりちょっと暗くなったり，明るくなったり少しの変化はあったように思います. 今のように朝があったり夜があるという風には感じられませんでした. うすぼんやりとした中で，ほんの少しの変化だったように思います. ただそこはとても眠くなるくらいのいい感じの暗さでした.

　お腹の中での音は，初めの頃（音が聞こえるようになった頃）は，ただ響く感じでした. 例えると鐘つき堂で突いた時の反響の後のほうに似ているような感じです. 初めは，声なのか，音なのか，音楽なのかは，わからなかったと思います. 声は，はっきり聞き取ることは

できなくて，リズムのように響き，感じました．それが，声となり，言い回しとか，人による音程の違いとか，それぞれ違うかもと区別出来てきたように思います．音楽も音も聞こえるようになるけれど，それぞれが違うという事が分かってきたのは，お腹の中が少しだけ窮屈になったころでした．少しずつ窮屈な状態になると，それが何となく分かるようになったと思います．母の声なのか，私には判別できなかったように思います．お腹の中で，呼ばれるような言葉があったように思いますが，はっきりとした記憶はありません．まして言語の音の細かな記憶もありません．

◾️ お腹から出ていくとき

　生まれていいよという指令のようなものが感じられると，少しずつ移動を始めますが，それは私の意思と関係なく始まります．何か大きな力が私を動かしているようでした．もっとここにいたいと思っていても，もう自分の力ではどうしようもないのです．くらい暗いトンネルをあかりの見えるほうへと動くのです．でも，私は前に動けなくて苦しくて苦しくてしょうがありませんでした．トンネルに入ることもできなくて，行きなさいという指令が来ても動くことが出来ませんでした．何回も同じ状態が続いていたら急に体が熱い感じになり，強い力で押し出されてしまいました．そしたら明るい所が見えてきます．そこに向かっていくようになるのです．狭いし，苦しいしとてもいい感じのするところではありませんでした．母に聞いた話では，首に臍帯をまいて生まれてきたという事でした．だから苦しかったのだと思います．でも，窮屈な状態でもありました．

1 ┃ みほさんへの質問

Q1 お腹のなかで手は動かしましたか？

みほさん 動かしていました．

Q2 指や手をしゃぶりましたか？

みほさん 指か手かまたは足か，よくそこは覚えていませんが口に何かを入れていたような気がします．

Q3 顔を触ったりしましたか？

みほさん 顔だけでなく，手が届くところは触っていたように思いますが，いつもそうしていたわけではなく，たまにだったように思います．

Q4 足を動かしましたか？　どのように？

みほさん 動かしていました．キックをするような感じだったように思います．

Q5 お腹のなかでお母さんの声を聞いたときに指をしゃぶるということはありましたか？ほかのきっかけでもよいのですが，何かに反応して，していた行動はありましたか？

みほさん 声に反応するというよりも，自分に気持ちのよい音に反応というか，体を動かしたように思います．それから，母の動きが激しくなると，体をよい場所に移そうとして動いていたように思います．

Q6 「ぱ」とか「ば」とか音に種類がありそうだと思ったことはありましたか？

みほさん そこまで音がはっきりわかりません．はっきりしていません．呼びかけているよう

A
記憶

B
感覚
（聴覚・触覚）

C
認知

D
言語・
コミュニケーション

E
注意・実行機能
（セルフ・コントロール）

F
構成行為・運動

G
対人心理

な，話しかけているようなもごもご言っている感じでしたが，少しずつ微妙に違うのがわかってきたように思います.

2 ｜ お母さんへの質問

Q1 みほさんの妊娠中は順調でしたか？

お母さん 問題はありませんでした.

Q2 お姉さんのときと違いを感じたことはありましたか？

お母さん 違いはありませんでした.　上の子のときは，切迫のため入院しましたが，みほのときはそのようなこともなく順調でした.

Q3 呼びかけるなどしましたか？　そのときの反応は？　また，お母さん以外に呼びかけた人はいますか？

お母さん 話しかけることはしていました.　また，夫，上の子が呼びかけていました.　夫の仕事の関係で，出産3か月前には里帰りをしていましたので，私の妹や姪などが話しかけていたように思います.　特に上の子と姪.　反応についてはよく覚えていないというか，上の子だったのかみほのときか曖昧です.

Q4 お腹をどんなときに触りましたか？　お母さん以外に触った人がいますか？

お母さん お話するとき.　張ってきたとき.　上の子と話をしているときなどゆったりとした時が多かったような気がします.　でも上の子のときより少なかったような気がします.　私以外は上の子でしょうか.

Q5 音楽はよく聴きましたか？

お母さん お腹の子どもに聴かせるためという音楽は特別聴かなかったように思います.　しかし，音楽はいろんなジャンルを聴いていたようにいたように思います.

Q6 お腹のなかでの動きはどうでしたか？　何かに反応して動くということはありましたか？

お母さん 上の子のときと変わりなかったように思います.　お風呂にのんびり入っていると，よく動いたように思います. 体を動かしていると，一緒に動くような気がしました.　特に反応したことについては，よく覚えていません.

3 ｜ 神経心理学的見地から

1. 定型発達児の胎児期

　A-1で既に述べたように，定型発達児では胎児期の記憶はないことが一般的である.　また，近年，安全に胎児の様子を観察できる技術が進み，胎児が想像以上にさまざまなことをお腹のなかでしていることがわかってきた.　10週くらいまでには体をひねったり伸ばしたり，あくびやしゃっくりをすることが観察されている.　さらに，妊娠中期にはおしゃぶりがみられるようになり，後期には頭，口，目，耳を触ったり，ほほ笑んだりする[1].

　胎児の聴覚については外から刺激を与えられることもあり，さまざまな研究がなされてい

る．20週くらいで心音などが聞こえ，徐々に外からの音も聞こえるようになる．生まれて間も
ない赤ちゃんの研究では，赤ちゃんがお母さんの声を好み[2]，続いて同じくピッチが高い女性
の声を男性の声よりも好むことや，お母さんの母国語と外国語を区別できること[3]，同じ母国
語でもお腹のなかで何度も聞いた物語をより好むこと[4]などがわかっている．胎児は徐々に音
の種類を聞き分けられるようになり，言語音とそれ以外の音と区別し，また，馴染みのあるも
のとそうでないものを聞き分け，馴染みのあるものを好むことがわかっている．胎児は母親が
「ら」といったときは口を開き，「る」では開かないなど言語音を区別するだけでなく，それに
反応もしているという報告もある[5]．

2. みほさんの胎児期

　みほさんの経験から胎児が温度，触覚，明暗を感じとっていること，そして快，不快がそれ
により生じることがわかる．子宮内の温度は一般に一定と考えられているが，実は時により微
妙な変化があり，それによりみほさんは「嫌な感じ」になったとのことである．何によって温
度の変化が起きるのかはわからないが，みほさんが「母の心の負の影響」と直感するような関
係性を胎児が感じとっていることが伺われる．誰かが母体のお腹を触っていることがわかり，
しかも快と感じるときと不快と感じるときがあるとのことである．心地がよいときは体を動か
し，母体の動きが激しくなると安定できるところに移動したりと既に刺激に対して意図的運動
が行われているようである．

　聴覚に関してはみほさんによれば最初は「響き」，次に「リズム」，つまり音の強弱と間がわ
かり，続いて「声」，つまりピッチがわかるようになったとのことである．聴力の分解能力が
徐々に向上していったことが伺われる．みほさんはお母さんの顔がわかるまでは8年ほどを要
したが，声については生まれたときにはお母さんの声が聞き覚えがある声であるとわかり，そ
の後はお母さんは声とにおいでわかったとのことなので，生まれる前に学習が行われることは
確かなようである．

文　献 ....

1）Kuriak A, Stanoievic M, Andonotopo W, et al.：Fetal behavior assessed in all three trimesters of normal pregnancy by four-dimen-
　sionalu ultrasonography. Croat Med J 46：772-780, 2005.
2）DeCasper AJ, Fifer WP：Of human bonding：newborns prefer their mothers' voices. Science 208：1174-1776, 1980.
3）Mehler J, Jusczyk P, Lambertz G, et al.：A precursor of language acquisition in young infants. Cognition 29：143-178, 1988.
4）DeCasper AJ, Lecanuet JP, Busnel MC, et al.：Fetal reactions to recurrent maternal speech. Infant Behavior and Development 17：
　159-164, 1994.
5）Ferrari GA, Nicolini Y, Demuru E, et al.：Ultrasonographic investigation of human fetus responses to maternal communicative and
　non-communicative stimuli. Front Psychol 7：354, 2016.
　doi：https://doi.org/10.3389/fpsyg.2016.00354 2016.

A
記憶

B
感覚
（聴覚・触覚）

C
認知

D
言語・
コミュニケーション

E
注意・実行機能
（セルフ・コントロール）

F
構成行為・運動

G
対人心理

B 感覚（聴覚・触覚）

3　聴覚〜音の渦〜

みほさんより

■ 生まれたばかりの頃

　生まれてからすぐに色々な音が聞こえてきます．でも，それが何の音かはわかりません．でも，世の中に出てくると色々な音が氾濫しているのが分かりました．音が渦のようになり，私を取り囲むような感じになりますが，あまり嫌な感じはしませんでした．生まれてきてお母さんの声が分かったという話を聞いたことがあります．でも私はお母さんの声かどうかはわかりませんでした．聞き覚えのある声だという認識はありました．しかし，誰の声かはまだわかりませんでした．母の声とか父の声とかはわからなかったけど，聞き覚えのある声かそうでない声かはわかっていたように思います．

■ いい気分のしない音

　私は2歳半頃に，バスに乗り，たくさんの子供や大人がいるところに行くことが多くなりました．そこは，音が激しくてとてもいい感じとは言えないところでした．私はそこを出てしまったようで，大人たちが探しまわったと少し大きくなってから教えられました．その時は音が嫌で外に出たのだと思います．だって運動するときは大音量で音楽が流れ，子供たちの出すギャーギャーという声で，私はとても良い気分ではなくなるのです．母のそばに行くと，みんなのところに戻されるので，一人でその場を失礼したのではないかと思います．音が嫌なら，耳をふさぐ行動をすれば人は音が嫌いだとわかるのだと，大きくなった時に教えられてわかりました．私は，行動で表すこともできない子供だったのだと改めて思いました．

　体育館の中に入った時の反響もだめでした．ざわざわという声が小さくなったり，大きくなったりするので，反響がおきる部屋・建物の中は本当に怖かったです．

■ 音は耳を休ませてくれない

　音は少しも，私の耳を休ませてくれることはなかったのです．

　覚えている限りいつもいつも騒音の中に身を置いている事がずっと長いこと続いていた．どの音が自分にとって大事なのか分からないでいつも行き当たりばったりの行動であったような気がします．

　そのことを，他の人に伝えたのは中学生になってからだと思う．その頃薬をもらい始めてやっと自分で音の区別ができたのでとても嬉しかったのを今でも覚えています．人が話している言葉を，周りの空調やいろいろな音，傍にいる人たちの声と区別が出来た時の衝撃は今も忘れる事ができません．

　どんな音が苦手かと聞かれた時は「急に大きな音で近付いてくるバイクの音」と答えてい

る．他にあまり嫌いな音はなかった．ただ聞こえてくる音が同じように聞こえるために音の大きさで聞き分けるのが難しかっただけです．薬の力を借りてはいるが，生活の質が上がったのだからそれはそれで良いと思っています．

　試験中に，困ったことがありました．人が鉛筆やボールペンを走らせる音と，空調の音が輪唱のように聞こえてきて試験に集中出来なかったのです．輪唱のように聞こえはじめると集中するのにとても時間がかかるので大変な思いをしました．テレビの音やラジオの音も，機械音なので嫌な時もありました．でもそれは時々なので，いいかなと思っています．今は，自分が聞くべき音が判断できるようになったので，以前に比べれば生活がしやすくなりました．

　たまに嫌いな音に遭遇すると，周りがわからなくなることがあります．自分が今どこにいるのかさえわからなくなる時があります．そのため今自分がどこにいるのか確かめたりすることがあります．体調が悪い時はなおのこと大きな音だけでなく，母から「気にしないの」と言われるような，ほんの些細な音さえ気になります．たとえば紙をめくるような小さな音も気にしてしまうことがあります．そして私に追い討ちをかけるように，臭いという厄介なものがあります．どんな臭いが嫌いとはっきり言えればよいのですが，それが言えないのです．体調・気象の変化・音などによっても変わることがあるからです．人が多いととても疲れます．そして，いろんな臭いや，音に神経が疲れた時は布団にくるまります．そうすると周りの音をシャットアウトすることができ，気持ちを楽にすることができます．布団もいろいろと複雑な臭いがしますが，避難する時は布団を私は最優先してしまいます．

1　みほさんへの質問

Q1 お母さんの声はお腹のなかで聞いていたと思いますが，生まれてすぐにわかりましたか？

みほさん　聞いたことある気がしたが最初はわからなかった．2か月頃に同じだとわかりました．声を聴くと母とは違う女の人，男の人の声と声の違いはわかったと思います．しかし，ほかの人の声をあまりわかろうとしていなかったと思います．何せ私がみえたのは黒い動くものと赤い動くものでしたから．

Q2 男の人の声と女の人の声ではどちらが好きでしたか？

みほさん　女の人です．わかりやすかった．男の人の声は低い声なので恐かったから，女の人の声のほうがよかったのかもしれません．でも，聞きなれたママの声は好きだったけど，たまに来るおばあちゃんの声は女でも嫌いだった．パパの声はたまにしか聞かないから好きではなかった．聞きなれているか否かで決まっていたように思います．

Q3 人の声と音楽ではどちらが好きでしたか？

みほさん　人の声と音楽では音楽です．リズミカルでいつも同じように聞こえるからです．間違っても違う音程にはなりませんし，リズムも同じです．いつも同じような楽曲を聴いていたのでそう思います．

A 記憶

B 感覚（聴覚・触覚）

C 認知

D 言語・コミュニケーション

E 注意・実行機能（セルフ・コントロール）

F 構成行為・運動

G 対人心理

Q4 音が反響すると音の種類がわからなくなるということですか？ 反響のどんなところが苦手ですか？

みほさん そうです．一つの音が何重にも重なって聞こえるので，同じような音の波が何度も押し寄せてきて終わりがない感じがします．

Q5 複数の音が重なると音の種類が聞き分けられなくなるということですか？ それとも聞きたい音はわかるけど，そこに集中できないということですか？

みほさん 薬を飲む前は，複数の音がすると同じ大きさになって聞こえてくるので，どれが自分に伝えたい音なのかの区別ができませんでした．聞きたい音の判断ができず，音を探すだけで疲れました．

Q5-1 リタリン，コンサータ，インチュニブで聞こえに関して効果がどのように違うかを教えてください．

みほさん リタリンはとても合っていたように思います．特に，音の区別がよくできたので，授業中先生の話に集中することができたように思います．

　それに比べるとコンサータは，音の区別がうまくできませんでした．しかし，気持ちを少しだけ安定させてくれたので飲まないよりはましだったし，音の区別も飲まないよりもよかったと思います．

　そして現在飲んでいるインチュニブですが，学校に行ったり，仕事に行ったりしていないので緊張のあるときの様子は，比較できません．しかし，縛られていた何かから解放され，でこぼこだったところがちょっと平坦になったように思います．縛られていた感じが少し離されて動けるような気がするのです．

　大半はまだ縛られていますが，少しだけほんのちょっとだけの開放を感じます．音についての区別も，コンサータよりもましって感じです．

Q5-2 また，聞こえ以外の効果や影響があれば教えて下さい．

みほさん 一番自己コントロールができているような気がするのがインチュニブかもしれません．リタリンもコントロールしてくれたけれど，薬に縛られている感じがしていました．

Q6 自分が好きな音楽の音は大きくても大きいと感じないけれど，恐いと思う音や，緊張が高まっているときは小さくても気になるということですか？

みほさん その通りです．体調や気象条件は私にとってとても重要です．

Q7 イヤーマフの効果はどのようですか？ イヤホンで音楽を聞くのはどんな効果がありますか，それとも効果はありませんか？

みほさん 耳に何かをするのは，いい感じではありません．特にイヤホン自体苦手なので，イヤホンで音楽を聴くことはありません．音楽を聴くならどうしてもと言われたらヘッドホンです．イヤーマフも音を小さくするのには効果がありますが，あまり使いたいと思えないのです．

2 ┃ お母さんへの質問

Q1 みほさんが音に過敏だと感じたことはありますか？　ある場合，特定のものであればそれは何ですか？

お母さん　急に聞こえるバイクやトラックの音は現在もドキドキするらしいです．乳幼児のときは，花火の音は大丈夫だったように思いますが，幼児期（4〜6歳）頃には花火大会は行けなくなりました．

　　　　大きな音は苦手なように感じます．しかし，自分で好きな音楽を聴くときは平気なようです．

Q2 みほさんが音が嫌でとっていた行動があれば教えてください．

お母さん　その場から逃げ出していました．二人で幼児期のことを話していたら，みほに言われました．バイクやトラックなどの音が急にしたとき，現在は耳を両手でふさいだりします．驚いた様子を体で表現するときもあります．

　　　　大きな音や人の声が反響している会場に入れないときがまだあります．

Q3 服薬についていつ頃から，何を飲んでいましたか？　また，それぞれの効果について外からはどう感じましたか？

お母さん　中学に入ってからだと思います．リタリンの服用が始まったと記憶しています．本人がどれが大事なのか聞き分けできないと，K先生に訴えたので服薬が始まったと記憶しています．服薬したなかでリタリンが一番合っていたように思います．落ち着いて行動ができていたように思います．

　　　　リタリンの処方ができなくなり，コンサータに変わりました．それは，大学生のときだと思います．私にはあまり変化を感じられませんでしたが，本人が飲まないよりはよいということで服薬を続けました．

　　　　昨年からインチュニブに変わりました．コンサータよりはあっていると本人はいっています．気圧などの変化で，大変そうなときもありますが，普段の生活は落ち着いてできているように感じています．

Q4 イヤーマフやヘッドホンの効果については外からはどう感じましたか？

お母さん　使用しているときは，穏やかな感じにみえました．緊張とかも感じられませんでした．しかし，ヘッドホンの圧迫が嫌だといって，近頃は使用していません．

3 ┃ 神経心理学的見地から

1．聴覚異常

　自閉症スペクトラム障害児の行動特徴に「耳ふさぎ」があげられるように，感覚異常のなかでも聴覚異常は頻度が高く，その調べ方によっても異なるが65％にみられる[1]．また，ピッチの識別が良好で絶対音感の割合が高い[2]．一方で音源定位の障害，雑音下での音の分離困難[3]など聴覚情報の処理に障害がある．

　定型発達児では胎児のときに聞いていた母親の声を識別するが[4]，みほさんも生まれてすぐ

A 記憶

B 感覚（聴覚・触覚）

C 認知

D 言語・コミュニケーション

E 注意・実行機能（セルフ・コントロール）

F 構成行為・運動

G 対人心理

にお母さんの声を聞き覚えがあると感じていたことからピッチの識別は良好であった．その後，お母さんの顔がわからない期間はその声で識別していた．家での生活では，音の種類も量も限られ，ある程度の規則性が保たれていたのであろう．ビデオの音も，お母さんやお姉さんの絵本を読む声もみほさんにとっては「わかる」音であり，嫌ではなかった．他方，通園施設に通い始めると「激しい音」，子どもの騒ぐ声や運動のための大音量の音楽に出会い，嫌だと感じている．一つは音量，もう一つは「反響」が原因といっている．建物のなかで音が反響すると「終わりがない感じ」になるとのことで，共通するのは予期あるいは理解できない音であり，これが不快と感じる要因のようである．

　みほさんが音に関して生活のなかで最も苦労したのは，複数の音のなかから，自分が聞きたい音を選ぶことであった．膨大な刺激のなかから何を処理し何を処理しないかを決めるのは，注意機能である．何かを認識（知覚）するためには注意，定位，再認，抽象化，恒常性が必要とされる．どの情報が処理されるべきかを決める注意，その対象がどこにあるかを決める定位，それがあるかを決める再認，これらを行うためには，その対象の特徴の抽象化がなされている必要があり，実際の情報のばらつきから対象の基本的特徴を知覚するための恒常性が欠かせない．

　カクテルパーティー効果で知られているように，定型発達では音源の定位，その人の声の特徴を思い浮かべて探すなど選択的に注意を払うことで，聞きたい人の声を騒音のなかでも聞き分けられる．みほさんの場合，一つの音であればわかるものも，複数の音があるとわかりにくくなるので，トップダウンの注意，注意の選択がうまく機能していない可能性がある．学習発表会や運動会のときのビデオを再生すると，そのときは気づかなかった騒音に驚くことがあるが，その状態に日々あるのかもしれない．

2．苦手とする音

　自閉症スペクトラム障害では，子どもの泣き声，掃除機の音，機械音など特定の種類の音が苦手なことがある．みほさんの場合「急に大きな音で近づいてくるバイクの音」で，これは緊張をもたらす音として定型発達児でも苦手なことは多いと考えられる．注目すべきは「テレビの音やラジオの音も，機械音なので嫌な時もありました．でもそれは時々なので，いいかなと思っています．」とあるように，嫌な音は常に同じなのではなく，そのときにより変化するという点である．さらに「体調・気象の変化・音などによっても変わることがあり」，また，においなどほかの苦手と重なるとつらさが増す．大丈夫なときとダメなときとがあり，しかも好きなことをしているときは大丈夫で（恐らく，注意が好きな物にロックされ聞こえなくなる），そうでないとき，特に集団行動で決められた行動をしなければならないときなどはダメとなると，わがままと誤解され，感覚の問題と理解してもらうのが難しい．試験のような緊張場面や体調不良時などは「紙をめくるような小さな音」も気になるとのことであるが，自閉症スペクトラム障害の感覚異常は不安を引き起こし[5]，また不安や緊張により感覚異常が増悪する関係にあると推測される．

　投薬が選択的注意の改善に役立つことは大切な情報である．これまで服薬してきた薬は発達障害では一般に多動・衝動性のコントロールに処方される薬であるが，みほさんの場合はリタリンが「人が話している言葉を，周りの空調やいろいろな音，傍にいる人たちの声と区別が出

来た」とのことで，カクテルパーティー効果の改善に役立ったようである．

文　献 ···

1）Chang MC, Parham LD, Blanche EI, et al.：Autonomic and behavioral responses of children with autism to auditory stimuli. Am J Occup Ther 66：567-576, 2021.

2）Bonnel A, Mottron L, Peretz I, et al.：Enhanced pitch sensitivity in individuals with autism：a signal detection analysis. J Cogn Neurosci 15：226-235, 2003.

3）Bouvet L, Mottron L, Valdoi S, et al.：Auditory stream segregation in autism spectrum disorder：Benefits and Downsides of superior perceptual processes. J Autsm Dev Disord 46：1553-1561, 2016.

4）Purhonen M, Kilpeläinen-Lees R, Valkonen-Korhonen M, et al.：Cerebral processing of mother's voice compared to unfamiliar voice in 4-month-old infants. Int J Psychophysiol 52：257-266, 2004.

5）South M, Rodgers J：Sensory, Emotional and Cognitive Contributions to Anxiety in Autism Spectrum Disorders. Front Hum Neurosci 11：20, 2017.

A 記憶

B 感覚（聴覚・触覚）

C 認知

D 言語・コミュニケーション

E 注意・実行機能（セルフ・コントロール）

F 構成行為・運動

G 対人心理

B 感 覚（聴覚・触覚）

4　触覚〜抱っこの恐怖〜

▮ みほさんより

■▪ 抱っこよりもおんぶがいい

　私が泣いていたり，起きていたりすると大人は抱っこをしに来ましたが，私にとって抱っこは恐怖でしかなかったように思います．なぜなら私に断りもなく，高い所に連れて行くし，だれだか知らない人が突然来たと思ったら，急に態勢が変わるので恐怖でしかありませんでした．よくわからない人に抱っこされる気持ちがお分かりになりますか．「だったら泣いたらいいのに．」と言われるかもしれません．しかし，泣いて人に要求をしたり，人に知らせるという機能を私は持ち合わせていなかったように思います．だから抱っこの時は恐怖で体がかたまりました．体が縮んでしまうほど力を入れていたように思います．

　それに私は，自分の体がどうなっているのかもよくわかりませんでした．だから初めのころは抱っこなのかおんぶなのかがわからなかったように思うのです．人の目があるときは抱っこだというのが分かり，その後おんぶが分かったと思います．抱っこよりおんぶが断然よかったです．なぜなら見当もつかない人の顔を見ているよりも，顔が見えないほうが怖くなかったからです．断然おんぶが良かったけれど，ほとんどの人が抱っこでした．これはとても残念なことだったと思います．大人は，小さい子供に高い高いをします．私も高い高いをしてもらいました．でも高い高いが楽しいと思ったのは，3歳くらい（母子通園の頃）ではないかと思います．それまでは急に知らない顔がくるので怖かったように記憶しているのですが，本当はどうだったのでしょうか．このあたりがはっきりしないので，ずれが出るかもしれません．言えることは，乳児の時は，高い高いは恐怖だったということです．

■▪ 人に触れられたくない

　それに私は，ほほをすりすりされたり，頭をなでなでされるのも好ましいと思っていませんでした．顔の認識ができていなかったこともあり，顔を見ても千と千尋に出ていたカオナシの口がない感じにしか見えていませんでした．だからいつもそばにいる家族以外に抱っこされるのはとても怖かったのです．母の抱っこでさえ怖くてしょうがない時がありました．それは，だれかと向かい合う時も同じでした．聞き覚えのある声が，母だとわかったときは，本当に安心しました．後からわかるのですが，たまにしか聞かない声は，祖父母であったり，叔父や叔母であっても，抱っこされるのは怖かったのです．母の声が，おなかで聞いた声と一致するまでは，2か月くらいはかかっていると思います．「なぜそうわかるのか．」と聞かれたら，私の寝ている場所に変化があったからです．それは，母の実家から自宅に戻ったからでした．それから少し時間がたつので，2か月くらいかなと書いておきます．

A
記憶

B
感覚
（聴覚・触覚）

C
認知

D
言語・
コミュニケーション

E
注意・実行機能
（セルフ・コントロール）

F
構成行為・運動

G
対人心理

　ハイハイのころも人に触られるのがとても嫌だったと記憶しています．人の体温が自分に伝わる事で，自分自身が分からなくなるように思われたからです．このどうしようもない感覚は長く続きました．それに抱っこをされると，私の顔に息がかかり，なんともいえない不快感でした．だからおんぶがよかったのです．おんぶは抱っこと違い，背中なので体温が伝わる感覚も違います．まして息がかからないから良いのです．私がどんな格好でいても，ギュッと手をまわしては来ないから安心できるのです．抱っこの時は相手の動きが予想できないし，私の動きは止められるので，とても嫌でした．そして抱っこされるたび違う臭いのする人にかわるのも私は嫌でした．おんぶはなぜか臭いを感じることが少なかった．

■■ においと黒目への嫌悪感

　臭いのする人が嫌だったのかもしれません．いわゆる体臭だったりしても自然のものだったら許されるけど，作られた臭いのはだめでした．たぶん化粧品の匂いや香水の匂いだったのではないかと思います．足を踏ん張って抱っこを拒否していたように思うけど，抱っこをしようとした人に伝わっていたのだろうか，今更ながら考えてしまいます．臭いのも嫌だったが，顔の中の目，黒いところが特に嫌でした．いつもいつも動いているし，私に向かって飛び出して来そうだから，人の顔を見るのがすごく嫌でした．そのためか上手く抱っこができないと私を後ろ向きに抱く人もいました．でも私は，後ろ向きの抱っこの方が気分は良かったです．しかし，足にいろんなものが当たるので，遊んでいると，すぐに遊びを止められたように思います．何度も足をのばして遊ぶので，しまいには抱っこではなく床に座らせられたように記憶しています．

1 ｜ みほさんへの質問

Q1 お母さんに抱っこされるとき，一番よかった抱かれ方はどんな抱かれ方ですか？（横に抱っこ，縦に抱っこなど）

みほさん　縦抱っこで，足をひろげて抱っこされ顔が肩より出ているほうがよかった．母の顔が正面を向いていて，あまり母が横を向かないような状態です．

Q2 おんぶも背中の体温が伝わるかと思いますが，手や腕の体温が特に苦手ということでしょうか？

みほさん　そうです．体温もそうですが，手や腕が急に動くのでそれもつらかったのです．

Q3 おんぶされていたとき，お母さんの鼓動が感じられましたか？

みほさん　抱っこではすごく感じましたが，おんぶではかすかにしか感じていなかったように思います．おんぶは，おんぶ帯で体がギュッとしているし，急に何度も動かされないからよかったです．

Q4 動いているものが苦手なのは目だけですか？　それともほかにもありますか？

みほさん　目それと口ですが，口はもう少し後になってかな．抱っこのときの手や腕も急に動かされるので嫌でした．

Q5 ギュッとされるのが苦手ですか？

みほさん　好きです．強くギュッとされる時や，おんぶ帯でのギュッとは好きでした．しかし，

軽めのギュッは嫌いでした．

2 ┃ お母さんへの質問

Q1 みほさんを抱っこするとき，違和感がありましたか？　ある場合，それはどんなものでしたか？

お母さん みほは上の子と違い太っていました．それに体もとてもかたく感じられました．その頃は，固太りだからだと思っていました．でも抱っこが上の子と比べるとしにくかったような感じがしました．

　娘が書いているように，自分から抱っこしてくることがなかったからだと考えられます．自分から肩に手を置いたり，肩をつかむというのがあまりなかったように思います．肩に手を置いているようにみえても，力が入っていなかったような気がします．30年以上も前のことで，記憶は定かではありません．

Q2 みほさんが自分からおんぶを要求することはありましたか？

お母さん 要求といわれると考えてしまいます．多分，要求をする前に私が行動をとってしまっていたように思います．抱っこするときも，「お姉ちゃんのところに行こうね」といって抱っこしたり．こうだろうと先回りして考えて行動していて，みほの気持ちを聞いてからということがあまりなかったのではないかと思います．泣いたり，声を出すことが少なかったので，先回りをしていたのではないかと思います．

Q3 みほさんはお母さんが抱くときと，ほかの人が抱くときで反応に違いがありましたか？

お母さん ほかの人が抱くと，泣いたりしたので，人見知りをしていると思っていました．知人が抱っこしても抱きづらいのか，すぐ私のところに戻されていたような気がします．長い時間の抱っこはなかったと思います．実家の母は，抱きづらいといってはおんぶをしていたことを思い出しました．

Q4 みほさんが嫌がるのでお化粧や香水を控えたなどはありましたか？

お母さん 香水はつけていなかったと思います．化粧についても，控えるという意識はしていませんでした．自宅にいる時メイクはほとんどしていませんでした．

Q5 そのほか，乳児期のみほさんについて気づいたことを教えて下さい．

お母さん 心音ぬいぐるみ（注：心音と類似した音を発するぬいぐるみ）があったので，寝かしつけ等のとき使用していたことがあります．このときは，ぐずることなく寝たのを記憶しています．

　ハイハイをしているときに，名前を呼ぶと一度は振り向くのですが，呼んだ人のところに来ることもなく，進んで行ってしまいました．名前を呼ぶと来たり，遊んでくれるのみたいな表情はなかったように思います．

　友人の家で，抱っこしながらお茶を飲んでいると，テーブルを足で遠ざけようとしているのか足を突っ張るので何度も抱き方を変えたり，ついにはテーブルを移動させたこともありました．みほは，私の膝の上におりますので，友人とは対面です．抱っこが嫌なのかなと思い，膝からおろすと，今度はハイハイでその場から離れよ

うとするので，友人とゆっくりお茶飲みもできなかったことを思い出しました．

A
記憶

B
感覚
（聴覚・触覚）

C
認知

D
言語・
コミュニケーション

E
注意・実行機能
（セルフ・コントロール）

F
構成行為・運動

G
対人心理

3 ｜ 神経心理学的見地から

1．抱っこと自閉症スペクトラム障害

　赤ちゃんが不快で泣くとき，抱っこされると泣きやむことが多い．抱っこは多くの定型発達児にとっては心地よいものと推測される．抱っこは体の触れあい，それによる暖かさ，におい，ほどよい圧力など，乳児にとって安心をもたらす心地よいボディタッチと感じられているようだ．乳児期の心地よいボディタッチは，愛着の形成に重要と考えられている．心地よい接触，温度，においは社会性促進物質として知られるオキシトシンの分泌を促し，子どもの愛着形成のみならず，母親の母性本能も活性化する[1]．したがって乳児期の抱っこは，子どもの愛着形成をはじめとするさまざまな社会性の発達にとって重要な役割を担っている．

　他方，自閉症スペクトラム障害の一部には乳児期に抱っこへの抵抗がみられることがある．抱こうとすると体を緊張させたり，足を突っ張ったりして抱きにくいと感じる保護者がいる．その確かな原因はわからないが，感覚異常が背景にある可能性が高い．

　感覚異常は自閉症スペクトラム障害の重要な特徴の一つである．自閉症スペクトラム障害児をもつ保護者の95%が子どもに何らかの感覚異常があると報告しており[2]，新しく改訂されたDSM-5でも新たに感覚異常が診断基準の一つに加わった[3]．触覚，温度感覚，痛覚は皮膚感覚であるが，先に述べたようにこれらは社会性の発達に深く関係していることが明らかになり，また，乳児期の触覚への拒否や嫌悪感が自閉症スペクトラム障害のリスクを予測するという報告もある[4]．

2．みほさんと抱っこ

　定型発達では抱っこが安心に繋がることが多いが，みほさんの場合はそうではない．「断りもなく，高い所に連れて行くし，だれだか知らない人が突然来たと思ったら，態勢が変わるので恐怖でしかありませんでした．」とあるように，予期しないことが起こることへの不安，体勢が突然変化することへの不快があった．更に「人に触られるのがとても嫌」で，その理由は「人の体温が自分に伝わる事で，自分自身が分からなくなるように思われたから」であったこと，「私の顔に息がかかる，なんともいえない不快感」「作られた（人工的な）臭い」そして「いつもいつも動いているし，私に向かって飛び出して来そう」な黒目と，抱っこが不快な感覚に溢れていたことが伺える．そこには予期できない体勢の変化と体温変化への対応困難，特に体温に関しては自分の体がわからなくなるなど，体性感覚の問題が伺える．また，人工的なにおいに対する過敏がみられる．瞳に関しては，これが近づくことが何をするか予想がつかない人の象徴であったのかもしれない．共通するのは，予想できないことへの不安の大きさである．不安を軽減するオキシトシンを増やすはずのボディタッチが不安の原因となることは，自閉症スペクトラム障害の乳児にとっては二重の困難といえよう．

　みほさんはお母さんの顔でさえ小学2年生までわからず，顔の認知が遅れたが，それが影響した可能性はあるだろうか．しかし，生まれつき目がみえない赤ちゃんでも抱っこを喜び，揺らされる感覚を楽しむので，顔の認知が遅れたことだけで抱っこを嫌がる理由にはならないで

あろう．実際，お母さん以外の人の抱っこは泣いたりして抵抗していたようなので，お母さんであることは認識して抱っこされていたと考えられる．

　一方でみほさんの話から，不快でないボディタッチの可能性が伺える．みほさんが「まだましな抱っこ」としてあげたのが「縦抱っこ」で，顔をみなくてすみ，息もかからない抱っこであった．聞くと安心する「お母さんの心音」でも足りないほどの不安が「横抱っこ」にはあった．他方，「おんぶ」は体勢が安定し，苦手な刺激が少なく，また，適度の圧が体を固定し心地よかったようである．感覚における心地よさは一人ひとり違うであろう．一般に心地よいであろうと思われる刺激が目の前の子どもにとっては違うかも知れないので，子どもの反応を注意深く確かめることが自閉症スペクトラム障害の乳児には重要である．

文　献 ....

1) Uvnäs-Moberg K：Oxytocin may mediate the benefits of positive social interaction and emotions. Psychoneuroendocrinology 23：819-835, 1998.

2) Rogers SJ, Ozonoff S：Annotation：what do we know about sensory dysfunction in autism? A critical review of the empirical evidence. J Child Psychol Psychiatry 46：1255-1268, 2005.

3) Kaiser MD, Yang DY-J, Voos AC, et al.：Brain mechanisms for processing affective（and nonaffective）touch are atypical in autism. Cereb Cortex 26：2705-2714, 2016.

4) Mammen MA, Moore GA, Scaramella LV, et al.：Infant avoidance during a tactile task predicts autism spectrum behaviors in toddlerhood. Infant Ment Health J 36：575-587, 2015.

A
記憶

B
感覚
（聴覚・触覚）

C
認知

D
言語・コミュニケーション

E
注意・実行機能
（セルフ・コントロール）

F
構成行為・運動

G
対人心理

C　認知

5　視覚認知〜奥行きがわからない〜

みほさんより

■ はじめてみたもの

この世に誕生したすぐの記憶はありません.

生まれてすぐ,声をかけられたとか,ものが見えたかという記憶がありません.最初だと思うのは,周りが全部格子のような中にいた事です.上からなんだかわからない音とともに大きな物体がぬーと現れてきたのを思いだします.もしかしたら,ベビーベッドの中で寝ていた時の記憶で,誰かがベッドの上から覗き込んできた記憶かもしれませんが,定かではありません.

日常使用するものを初めて見たときは,色が先に見えて次に形の認識になったような気がします.ただ私は初めて見る物は詳細に見れていなかったと思います.例えば,フォークは長方形に見えていて,先のほうが分かれていることに最初は気が付いていません（図1）.気が付いたのは,フォークが上手に使えるようになったころだったと思います.でも時間の差はあまりないと思います.

■ 家のなかは平面ではない？

またおうちの中も初めは絵のように平べったいと思っていましたが,ハイハイするようになり,平面ではなく奥行みたいなものがあると気が付いてきました.でもドアを開けて外に行くと目に見えていたドアが,到着地点ではなく,ひろく到達点のわからない外はとても怖

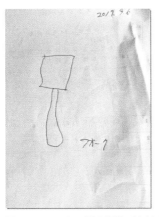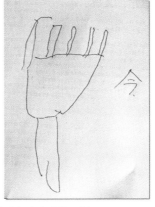

図1　フォークの形の認識（みほさんによるイラスト）
左：当時のみえ方, 右：現在のみえ方

かった．家の中でも他のドアを開けると見えていなかった部屋の中が出てくるので，その部屋に慣れるまでもしんどかったように記憶している．毎日使うお風呂でさえも，怖かった記憶が残っている．お風呂は絵のようにまっ平らで，すぐに手が届くと思って手を伸ばすと，スーと水の中に飲み込まれていくような感じがしたからです．

■ 物の認識

　物をどう使うかは1歳前からわかりました．でもそれが正しい使い方かどうかと言われると自信がありません．なぜなら今も頭では理解しているけれど体が思うように使えていないからです．テレビやCDに勝手に触ると怒られたので動かすことはありませんでした．でも，おねえちゃんの絵本を破ったりしたことはたくさんあります．それは一度紙のページをめくる加減が分からずにめくっていたら，紙が破れてしまった．その破った感覚が楽しくて，それに没頭し，全部壊してしまいました．それは1歳前半ごろだったと思います．

　物がいつも同じ場所にあると，それはあると確信出来ました．そして安心しました．隠されていたとしても同じ場所を探したと思います，安心するために．それはだいたいハイハイをしていたころには分かっていたと思います．なぜならものが場所を変えられたり，移動されたりすると，小さい時からとても嫌な感じがしていました．お座りのころ（6カ月のころ）おばあちゃんが玩具を片付けてくれました．おもちゃは前の場所にきちんとあると分かりました．それは，決まった所に玩具があったからです．これは嬉しかったです．それから，おじいちゃんがビデオをいつもと違う所に片付けたけど，ビデオをまたかけてくれると分かっていました．それは，おじいちゃんが私はビデオが好きなことをわかっていると知っていたからです．これらは私がソファーやベビーラックにお座りをさせてもらっていたころの話です．

■ 奥行に気づく

　顔に凹凸があるのが分かったのは，洗面をしていて気が付いた一年生の終わりの頃です．それまではのっぺらぼーみたいなのに点々としたものが付いているだけだと思っていました．

　積み木は，小さい積み木でも二歳くらいにはつかめていましたが，高く積んだり，トンネルを作ったりするような遊びはできませんでした．たぶん一個か二個は積めたけど，あまり高く積んだ記憶がありません．手に取ることはできたけれど，そこから形を想像したりすることができなかったのではないのでしょうか．四角形は手に取り始めてわかりました．三角形も同様です．手に取るまではただの紙に書かれてある三角形のように見えていますが，手に取ると形に奥行というか立体になっていたのに気が付き驚きました．二階の部屋で積み木遊びをしていた（1歳半の頃）．このころの積み木は，少し大きめの積み木で手押し車のケースに入っていた白木の積み木でした．形には気が付いたと思います．最初に気が付いた形は円柱だったと思います．それから，三角形と順番で分かりました．手に取らないとわかりませんでした．手に取らないとすべてが紙に書いたように見えていました．

1 ｜ みほさんへの質問

Q1 乳児期「まだ，ハイハイしないころ顔はベールをかぶったように見えていた」とのことですが，物や人の服や部屋のなかなどはどうでしたか？　奥行きがわからなかった以外は今と変わらなかったでしょうか，それとも違いましたか？

みほさん 全てがぼんやりというか，部屋に置いてあるものはそれぞれが区別できないでみていたように思います．例えば，テレビを載せているボードとテレビ，それと隣あっていたカップボードがそれぞれ置かれていたとします．私には，それぞれでなく，一つとしてみえていたように思います．

　　人が寝ているところは，長方形に○(まる)がついている感じ．長方形に色がついているのが洋服で，たまに横から出てくるのが腕だっていうことは，わからなかったように思います．体は長方形に，まとめてみえていたように思います．

Q1-1 そのみえ方は時間とともにどのように変わりましたか？

みほさん 時間が進むにつれて，部屋にはそれぞれ違う形のものが置いてあると，経験からわかるようになっていったように思います．触れたり，みたりしながらそれぞれの違いを学んでいったように思います．それぞれの分かれめがわかっても，奥行が目でみてわかるのには時間がかかりました．

　　ハイハイができるようになって，絵本の背表紙を取り出すと絵本が思いのほか大きくて驚いたり，元の場所に戻すのに絵本をどうもてばよいか分からず大変だったのを思い出した．思うようにできないためイライラしていました．

Q2 乳児期に一番はっきり形がわかったものは何ですか？　その理由に心あたりがありますか？

みほさん 檻のなかにいた．それはベビーベッドだったこと．毎日みていたから

Q3 奥行きがわかるようになったのは何歳頃ですか？　いっぺんにわかるようになったのですか？　それともあるものから順番にですか？

みほさん 小学校卒業してからです．それまでは，すぐそばに何でもあるように思っていました．中学校の美術の時間に，遠近法の書き方を習いそこから，意識が変わり風景なども遠くと近くがわかったように思います．

Q4 奥行きがわからないと，手を伸ばしたときにぶつかったり，逆に届かなかったりしたことが結構ありましたか？

みほさん ありました．手が届くと思っていて手を出したら，そのとき届かなかったというか触れられなかった．そのときはずっとずっと沈んでいくような感じでした．すごく怖く感じました．自分でいるところが全くわからない状態になったときもありました．

Q5 物の識別に色が役立ちましたか？　どんなふうに役立ちましたか？

みほさん 役に立ちました．私は形よりも先に色に目がいきます．色で思い出すことができる．でも，色で着ている人を判断していると洋服がかわると見分けがつかないから大変．

Q6 見え方で，お人形などが椅子の上で座っているときとテーブルの上で横になっていると

A 記憶

B 感覚（聴覚・触覚）

C 認知

D 言語・コミュニケーション

E 注意・実行機能（セルフ・コントロール）

F 構成行為・運動

G 対人心理

きで形が違うけれど，同じお人形だとわかったのはいつ頃ですか？

みほさん　いつ頃だろうか．あまり気にとめて考えたことがなかったです．でも，自分が好きなぬいぐるみ（おさるさん）．これは，座って置いてあっても，寝ていても，飾ってあっても，同じ物とわかりました．このぬいぐるみが好きだったのは，幼稚園の頃だったと思うので，4歳か5歳のときかもしれません．

Q7　ドアが開いているときと閉まっているときがあるけれど，同じドアとわかりますか？それが同じものだと確認するために，ある状態にしておきたいという気持ちになりますか？

みほさん　わかります．ドアはいつも閉めておきたいです．自分であけることで，ここから違うと自分で確認したいときがあるからです．でも，ドアを閉めるのを忘れてしまうときがあります．そういうときは思い出したときに，閉めに行くのですが，家族からは「わざわざ閉めに行かなくてもいいのに」とよくいわれます．家族はなぜ閉めに行くかをわからないからです．同じ状態の方が，落ち着いていられます．

Q8　見て，物が何かすぐにわかりますか？

みほさん　わかります．全体がわかるまで時間がかかります．でも，自分の興味がある物については一瞬で全体がわかりますが，興味がないものについては，あってもなくても同じかも．例えば，リモコンと花瓶が並んでたとします．花瓶は，正面を向いて置いてあったが，リモコンは斜め向きだったとします．そうなるとリモコンに興味がいってしまい，隣の花瓶については注意が向かない状態になります．なぜなら，リモコンを好きなように向きを変えたいからです．だから，花瓶のことを聞かれてもよく覚えていないと思います．物の位置はそれぞれ正面を向いておいてほしい．引き出しや扉はきちんと閉めてほしいなどがあるかもしれません．必要としないものは，しまってほしい．人の物でも，私のルールで片づけてしまうので後々問題が起きて大騒ぎになります．

Q9　その物が何であるかわかるまでは，正面がどれかはわからないと思うので，それが何か知っているものについては興味がいき，特に自分が正面だと思っているように，もしかしたら頭のなかの視覚的イメージと一致した方向に直したいと思うのですか？

みほさん　そうかもしれません．全く知らないものには，興味をもつことも，関心を寄せることも私はたぶんないと思いますから．私は物にも，場所にもなれるまでに，時間を必要とするので，先生のおっしゃっていることが，とてもわかるというか，納得しています．

Q10　全く初めての物に興味をもつと何をしますか？　触る，動かす，それとも……？　また，それはなぜですか？

みほさん　まず触りもせず，物から少し離れたところで，静観します．どのような物かがわからないから，どう扱ったらよいかもわからない，触れていいのか判断できない．それを，触っていいのかどうか聞くことができない．まずは，初めての物は怖いと感じてしまうからです．少し時間をおき，触ります．

Q11　動物のように動くものとそうでないものでは，全体像のわかりにくさは違いましたか？

A
記憶

B
（聴覚・触覚）
感覚

C
認知

D
言語・
コミュニケーション

E
（セルフ・コントロール）
注意・実行機能

F
構成行為・
運動

G
対人心理

みほさん　違うと思う．奥行きがわかっていないと思っていなかった．窓からみる景色が，絵のようにみえ，道は行き止まりだとずっと思っていたのに，実際は行き止まりがなくて困惑したことが何度もありました．

　　　動物も，正面からみると顔だけしかみえなかったり，胴体の長さがわからないでいたように思います．動物は，みえる範囲が大きさによっても違うので，全体像をとらえて一緒のものだと判断するのに時間のかかるものもありました．動物園の動物と図鑑の動物を一緒のものだとわかるのにも，時間がかかったのもあります．でも，すぐにわかるのもありました．すぐわかったのは，毎日側にいた動物です．猫でした．動くほうがわかりづらかったです．

Q12　まだ奥行きがわからない幼児期に，例えば「テレビ」や「椅子」と誰かがいったとすると，そのときにイメージするのは絵のような形でしたか？　それともほかの方法で意味がわかりましたか？

みほさん　「テレビ」と「椅子」とかいわれたら，小さいときは写真のような実物がみえていました．私がわかっているものに限られますが．抽象的な絵ではありません，大体が正面を向いて覚えていたように思います．

Q13　物の使い方は大体わかっていたということですが，それは誰かが操作しているのをみてわかったのですか？　そのときに人と物は分けてみえていましたか？（「誰かが○○をしている」といった具合に）

みほさん　操作していたのをみていたのだと思います．自分がしたいことを誰かがしていると，目がそこにいきます．例えばビデオを写すにはリモコンの○を押す，ビデオを入れる，リモコンの□のところを押すとみえます．しかし，再生か早送りなどの□かは，はっきりわからないのです．自分自身で操作し試して，できるようになっていったのだと思います．そのとき，人はみえていません，物を操作するところしかみていません．

Q14　絵がわかったのはいつ頃ですか？（例：りんごの絵が「りんご」だとわかるなど）
　　また，わかる絵に時間の差がありましたか？（例：りんごや空や家の絵は 8 か月頃わかったが，犬の絵は 1 歳 6 か月頃など．人はもっと後など）

みほさん　絵本のなかにある単純な絵，そして原色で書かれた絵は，ハイハイのときにはわかっていたように思います．しかし，絵本でも風景や人物が一緒に描かれているものは全部わかるには時間がかかったと思います．複雑な絵の場合は自分の興味があるところなどからわかっていったように思います．全部わかるには時間がかかりました．

Q15　写真と絵ではどちらが早くわかるようになりましたか？

みほさん　単純な絵で原色からです．

Q16　もし，視覚的イメージで言葉の意味がわかっていた場合，そのイメージは絵本の絵などに影響を受けましたか？

みほさん　小さいときはそれぞれ別物として理解していたと思います．今も一緒の物となる時もありますが，そうでない時が多いです．他のものから影響を受けるのは，ほとん

どないかもしてません.

　母がよく私の頭のなかは，それぞれ単線でできているといいますが，小さいとき
から，それぞれ別のものとしてとらえて，その後に一緒にできるものは一緒にして
いたように思う. でも，無意識で一緒にすることはないように思う.

2 ｜ お母さんへの質問

Q1 みほさんがフォークを上手に使えるようになったのは，いつ頃でしょうか？　その前は
どんなふうにうまく使えなかったのでしょうか？

お母さん フォークが使えるようになった年齢は記憶にありません（今もあまりフォークは使
いたがりません. お箸がよいようです）. フォークで物を刺して食べることが下手
だったように記憶しています. フォークを使用するときは，必ず左手も一緒に使い，
補助していたように記憶しています.

Q2 初めての場所に行くときに嫌がったりしたことがありますか？　もし，あった場合，それ
はいつ頃からですか（1歳前，1～3歳，4～6歳，7歳～で分けた場合）？　そのときは
なぜ嫌がると思いましたか？

お母さん 私が記憶にあるのは4～6歳の頃でしょうか. 初めての場所に行くと，一人で立っ
ていることを嫌がり，必ず抱っこしてほしいと要求してきました. 抱っこしていて，
少し時間がたつとおりるといって，手をつないで歩いたり，一緒に待っていたりし
ました. 初めてのところは，怖いのかなと思っていました. 本人に理由を聞いたり
することはしていませんでした.

Q3 奥行きがわからないと，物の扱い方などで変な行動（空をつかむようなことを繰り返して
いたなど）があったかもしれませんが，覚えていますか？

お母さん 背伸びをして物を取るときに，そのような感じのことをしていました. すぐに取れ
るところにあるのに，何やっているんだろうと思っていました.

3 ｜ 神経心理学的見地から

1. 定型発達の視覚認知

　聴覚とは違って，「みる」ことの多くは生まれてから徐々に発達する（**表1**）. 明暗は胎内で
もわかるが，焦点を調節する機能は生まれてから発達する. そのため新生児は極度の近視で，
20 cm くらいのところに焦点がある. 最初は黒，白，灰色以外の色はまだ認識できないが，数
週間で動きもわかるようになる. 生後3か月目に入ると簡単な形が，色では赤が最初にわかる.
生後4か月頃までには奥行きもわかるようになり，生後6か月を過ぎる頃には視力が0.2くら
いになる. 生後7か月くらいには人見知り，生後8か月頃からはカテゴリー分類や言語理解が
出現することから，形態の視覚認知もこの頃には十分可能と考えられる.

　奥行きがわかるには両眼視差が重要であり，二つの目がみるわずかな違いが3～4mくらいま
での奥行きを知るのに関係している. 他方，これ以上遠くの物については相対的な大きさや高

表1 視知覚の発達

	視力	目と手の供応	色，その他
新生児	焦点約 20 cm		白，黒，灰色の区別
生後1か月		注視，追視	
生後2か月			赤と緑の区別
生後3か月	視力 0.05	頭の動きを伴う追視	顔の認知
生後4か月		追視 180 度	立体視，青と黄色の区別 形と大きさの恒常性
生後7か月		物をつかむ	人見知り
生後8か月		コップを持つ	物のカテゴリー化
1歳	視力 0.2〜0.3	スプーンで食べようとする	
3歳	視力 1.0		

さ，重なり，陰影などの総合的な情報をもとに奥行きを判断する．共通するのは刺激と反応が一対一の関係でなく，得られた情報を統合して処理する必要がある点である．

　対象物がどのような方向で置いてあっても，あるいはどんな光の加減でも同じものであると認識する恒常性の獲得，さまざまな形の椅子を一つの概念にまとめる抽象化の獲得と発達し，ボトムアップと同時に文脈のなかでの期待をもって情報を処理するトップダウンが同時並行的に働いて物の認知を効率よく行えるようになる．

2. 自閉症スペクトラム障害の視覚

　自閉症スペクトラム障害について多くの視覚に関する研究がなされているが，個人差が大きく共通してみられる視覚異常は少ない[1]．Frith と Happe[2]は自閉症スペクトラム障害では情報の末梢処理は良好であるが，情報を統合してより高次の意味の構築が困難であるとし，これを「中枢性統合理論の弱さ」とよんだ．埋め込み図，積み木模様課題が得意で，視覚探索能力が優れていることや錯視の起こりにくさは一貫して認められており，全体処理よりも部分処理優位な情報処理スタイルが特徴であることを裏づけている．

　自閉症スペクトラム障害では全体として視力や色覚など末梢の感覚は保たれる一方，静止状態の形状認知では今までの知識を用いてのトップダウンの処理が少ないなど，情報の統合では定型発達との違いがみられる傾向にある．他方，奥行についての研究は少ないが，内斜視が多い，対人距離やキャッチボールでの距離感の弱さがみられることがあることから，今後の研究が待たれている[1]．

3. みほさんの視覚認知の発達

　みほさんの視覚による最初の記憶は「ベビーベッドの柵」と「覗き込む人」であった．「顔の認知〜お母さんの顔がわからない〜」（C-6）にある「最初は黒目，次に赤い口」からも，みほさんは明暗，色の発達は定型発達と一致している．また，C-6 で「眼球は動くのでそこに目を奪われてしまっていた」と書いており，動きの知覚には大きな問題がなかったことが伺える．一方，形については最初は境界線が不明瞭であり，その後のそれらを触る，操作する等の経験により切り取れるようになっていったようである．ベビーベッドの柵くらいの隙間だと明暗を手掛かりに認知できたのかもしれないが，「フォークは長方形に見えていて，先のほうの分かれ

A 記憶

B 感覚（聴覚・触覚）

C 認知

D 言語・コミュニケーション

E 注意・実行機能（セルフ・コントロール）

F 構成行為・運動

G 対人心理

ていることに気が付いたのは，フォークが上手に使えるようになったころだったと思う」ということから 2 歳くらいとすると，フォークくらいの隙間の知覚にはその頃まで何らかの困難があり，これが立体視の遅れに繋がった可能性もある．

　胎児はよく自分の顔を触るようだが，みほさんは顔はあまり触らなかったと述べている．更に，乳児期は抱っこの恐怖もあって人の顔をみるのは好まなかったようである．小学校 1 年生の頃に自分で鼻をかんだり，顔を洗って顔の立体に気づきはじめ，2 年生頃にはお母さんの顔がわかるようになったが，それまでは顔は「のっぺらぼーみたいなのに点々としたものが付いている」もので，誰か識別できなかった．風景に関しては中学校で遠近法を学ぶまでは絵のような二次元であったとのことで，手で操作するなどの機会が少なかったもの，また，より多くの統合を要するものについては視覚認知により時間がかかったようである．

1）物の操作と奥行きの認知

　「手に取るまではただの紙に書かれてある三角形のように見えていますが，手に取ると形に奥行というか立体になっていた」とのエピソードは物を操作し，触覚や運動覚を通して「奥行き」情報も徐々に得ていたことを示唆している．中学校までにはさまざまな経験を通し蓄積していた情報が，遠近法の概念を通して整理されたのではないだろうか．

　奥行きがない世界はみる方向によって形が一定しにくく，乳幼児期のみほさんにとって恒常性を獲得しにくかったであろう．物がすべて近くにあるようにみえる世界は物が多いほど重なり合って雑然とし，形を捉えることが困難になろう．奥行きがわからない時代は写真のように二次元でみえ，そのものの正面の写真と言葉とを結びつけて理解していたとのことである．「わかる」というのは，頭のなかの正面の写真と一致したときとなるのであろう．

　「すぐに手が届くと思って手を伸ばすと，スーと水の中に飲み込まれていくような感じ」は初期の物の操作，運動感覚の形成にも影響したであろう．初めての物への不安も大きく，どう扱うものか，誰かが操作しているのをみてからでないと触らなかったという．絵本はお姉さんがめくっているのをみて，自分もやってみたと考えられる．ビデオのリモコンは人が使っているのを十分に観察してから，最後のわからないところは自分で試しながら習得していったようだ．

2）恒常性に影響する他の視覚的要因

　絵本，アニメビデオのような方向によってみえ方が変わらないものは安心してみることができ，ハイハイの頃にはわかっていたようである．しかし，写真のようにみえる実物と絵とは同じものとわかるのには時間差があったようである．更に，原色の単一物とは異なり，背景とそれ以外の物を区別する必要がある絵は，二次元の物でも難しかったようである．

　わかる世界であるためには，みほさんのいう「正面」で物が位置している必要があり，それにこだわりたくなる．それが「ドアや引き出しが閉まっていてほしい」「前に来たときに閉まっていたカーテンは次も閉まっていてほしい」「必要のない物はみえなくしてほしい」などの欲求になるのではないか．ドアが開いていても閉まっていてもドアであることはわかるが，それを認識するまでに通常以上に時間を要するようである．行動するとき，操作するとき，周りは予測可能で安定していることが重要であるが，みほさんにとっては私たち以上に苦労が伴っていたものと思われる．

　生後 8 か月前の乳児は興味をもってみていたものをタオルなどで隠すと，探すことがなく，

5　視覚認知〜奥行きがわからない〜 ■ ■ Ⅲ

A
記憶

B
感覚
（聴覚・触覚）

C
認知

D
言語・
コミュニケーション

E
注意・実行機能
（セルフ・コントロール）

F
構成行為・運動

G
対人心理

まるで物がなくなってしまったかのように振る舞う．このことをとおして，乳児が視界からなくなっても物が存続すること，すなわち「物の永続性」を理解するのは生後9か月を過ぎてからと考えられている．みほさんの場合も，お座りやハイハイの頃にはわかっていたということなので，物の永続性に関しては定型発達に準じていた．他方，実際の動物と図鑑の動物を一緒のものだとわかるのにも，時間がかかったり，絵本の絵と実物を別々のものとして記憶していたりと定型発達よりも抽象化に時間を要するようである．ここでも統合の弱さが伺える．

文　献 ……

1）Simmons DR, Robertson AE, McKay LS, et al.：Vison in autism spectrum disorders. Vison Res 49：2705-2739, 2009.
2）Happé F, Frith U：The weak coherence account：Detail-focused cognitive style in autism spectrum disorders. J Autism Dev Disord 37：5-25, 2006.

C 認知

6　顔の認知〜お母さんの顔がわからない〜

■ みほさんより

■ 顔のパーツの認識

　生まれてすぐあたりは，まず黒目，眼球に目が行きました．目全体ではなく眼球のみです．その理由は，眼球は動くのでそこに目を奪われてしまっていたように思います．この時白目は私の認識にはありません．まだ黒目だけです．顔の輪郭も，それぞれのパーツも，まだ認識していません．

　次に私が認識したのは口です．口の赤色がとても印象深かったのです．きっと口紅をつけていた方なのかもしれません．その人の口を見てから，そばにくる人たちの口が分かるようになった．たぶん女性の口元が赤かったからではないだろうか．なぜなら口紅をつけているので印象的だったのではないかと思う．今となっては順番は想像になってしまうが．またこの時期は，性別の区別がまだわからなかったからです．口は，白い歯と赤い唇，その時々で大きさ，コントラストが違うので飽きなかった．

　それから次がわかるまでには，時間がかかった．順番的には，鼻，顔の輪郭，目については白と黒目，それから目には輪郭があることが分かった．髪の毛，眉毛と耳は最後になっていったと思う．顔が完成したのは小学校1，2年生頃．

■ 顔全体の認識

　私が顔の輪郭を完全に自覚したのは，幼稚園の年長頃だと思います．しかし，その中には黒目と赤っぽい口に白い歯が動く，とても怖いコントラストの顔でした．それに続くのが鼻の順番です．鼻でも最初は鼻穴が気になりました．鼻の穴に指を入れたくなった気持ちが今でも思い出されます．これは年長の頃だったと思います．鼻全体が分かるようになったのは，1年生でもうすぐ2年生になるころです．きっかけは自分で鼻をかんだ時の感触から始まったように思います．そして顔を自分で洗ってみて鼻の上に目がある事を認識したのが始まりで，それからいもづる式に顔全体が分かるようになりました．

　しかし，まだまだパーツが顔にはある事が分かっただけで，人の顔の違いが分かったのではありませんでした．だいたいが小学1年の終わりから2年にかけてだったように思います．顔のパーツが分かっても，人の顔の区別はできていません．区別が出来るようになっても，それが名前と一致するまでにも時間がかかりました．悲しいことですが母の顔でさえ認識できたのは2年生の頃だと思います．それまでは，母の体のシルエットのようなものと，声，母の臭いでわかっていたように思います．私は家族だからわかるというよりも，大人の人で自分の興味がある人から顔も覚えられたように思います．なかなか名前と顔は一致しません

A 記憶
B 感覚（聴覚・触覚）
C 認知
D 言語・コミュニケーション
E 注意・実行機能（セルフ・コントロール）
F 構成行為・運動
G 対人心理

でしたが.

■■ 絵や写真の人の顔

　人の絵や写真の人の顔の区別が本当にわかったのは小学校の1年か2年生の頃だったように記憶しています．実物の人間と写真などでは，実物の方が早く分かりました．ただ写真などが分かるようになったのとそう時間はかからなかったとも思います．2年生のころに幼稚園の時の写真も誰だか分かるようになり，写真を見るのが楽しくよく見ていたと記憶しています.

　動物の顔も初めは全く分かりませんでした．犬や猫は全身としっぽしかわかっていなかったと思います．最初のうちは足にも目がいかずにいたと思います．尻尾は動くのでそこをつかもうとしていたような気がします．足の4本に気が付いた後は少し時間がかかり，顔にはパーツがそれぞれあることも分かるようになりました.

1 ｜ みほさんへの質問

Q1 人の顔をみるのは好きでしたか？

みほさん あまり好きではありませんでした．ベッドに寝ていると，上から黒いものが覆いかぶさるように来ました．今思うとそれは，私の様子をみに来た大人だったのだと思います．でも私は，この人たちが怖くてしょうがありませんでした．目の黒いところしか認識できていないので，黒いのが動いたり，止まったりしたのをみていたように思います.

Q2 2年生になってやっとお母さんの顔がわかったということですが，それまではどうしていたのですか？

みほさん 母の顔はまだわかっていません．しかし，体はわかります．例えば洋服を着ている．そのとき顔なしではなく，霧がかかってはっきりとみえない感じです．みんなの顔もそんな感じにみえていたので，同じような顔にしかみえていなかったと思います.

Q3 絵本やビデオをみて，そこに出てくる人の顔がわかりましたか？

みほさん わかりました．いつも同じ体に顔がついていて，表情もいつも同じなので，怖くなくみることができました．人の顔はいつも変わるのでなかなか覚えられないけれど，アニメや絵本は怖くなかったので，顔のなかには，目，鼻，口などがあることは知っていました.

Q4 目，口，鼻，顔，耳，頭，髪の毛，眉毛，まつ毛，手，足，お腹，背中などの身体部位の名前は何歳頃どの順番でわかるようになりましたか？

みほさん 1歳前には，絵をみたら目，口，鼻は，わかっていたように思います.

　　それから，耳，頭，髪の毛と手，足の左右を3歳になるまでには，わかっていました．年少さんの頃に，眉毛とまつげ，背中やお腹も絵ではわかりましたが，自分の体になるとそれぞれプラス2年くらいかかったように思います.

　　自分の体の名称とその部位の理解の仕方の順番は，名称を理解した順番と異なっていたように思います．ほとんど順番が関係なくわかったように思います.

Q5 鏡をみて，自分だとわかったのは何歳頃ですか？

みほさん 自分から鏡をみることもなく，自分の顔と知らないままに目や口，鼻などがあるのがわかりました．鏡をみて認識できたのは，小学校に入って少ししてからだと思う．写真で「これみほちゃん」といわれ，幼稚園の頃に写真の自分がわかったけれども，鏡の中の自分はわからなかったように思います．

Q5-1 写真がわかる時期などは，そこに映っている人により少し違いがありますか？

みほさん 年長さんの頃家族で旅行に行ったときとかの写真をみていると，必ずといっていいほど，「みほちゃんだよ」とか「みほだね」とかよくいわれていました．みほという名前は，私なのでこの顔のようなものが私なのだと，何となく，わかったようでもあるし，わからないような，うすぼんやりとしたものであったように思います．

　　鏡の自分をわかるのも，小学校に入学して洗顔をしたり，歯を磨いてたりするときに，鏡に映っているのを毎日みるようになりました．母から，歯磨きの後の磨き残しや，顔の洗い方を教えてもらっているうちに，だんだんと自分の顔を理解するようになりました．でも，鏡に映っているのはわかるようになりましたが，忘れては思い出すの繰り返しをしていたように思います．鏡の自分を何となくわかってきたのは1年生ではなくて，2年生とか3年生かも．

　　2年生頃から3年生，4年生と時間がかかり，大体顔の違いがわかるようになりました．毎日会っている人は，名前と顔がその頃にはマッチングできるようになりましたが，たまに会う人は，「アッ見たことあるかも」くらいにしかわからず，名前まで思い出すことはなかなか難しかったです．

　　今も頻繁に会う方はマッチングできますが，めったに会うことのない知り合い程度の方は，「ごめんなさいどなたですか」になってしまっています．

　　書いているうちに，年齢で区切っていたけれど，たくさん重なっているところがあったり，積み重ねてきたことがひとつずつ身になっているのだと，改めて思いました．

Q6 母子通園，幼稚園，学校の先生は顔がまだわからなかった頃はどうやって区別していましたか？

　　臭いや，声のトーン，話し方それから，シルエットというか体つきなどを総合的に，感じとり判断していたように思います．

Q7 みほさんが年長のときに描いたというお父さんの絵をお母さんがみせてくれました（図1）．これはどのようにして描きましたか？

みほさん 年長さんのときの父の日のプレゼントでした．初めに描いた絵は殴り描きでしたので，S先生から一緒に描こうねと声をかけられて，最初の殴り書きを消してもらって描き直しをした作品です．お顔を描くよ，次は目だよといってもらいながら描きました．

　　先生が手を添えてくれましたが，レイアウトなどは私が描いていたように思いますが，好んで絵は描かない子どもだと思います．

　　絵を描くとき何を想像したらよいかわからなかったように思います．だからいつ

A
記憶

B
感覚
（聴覚・触覚）

C
認知

D
言語・コミュニケーション

E
注意・実行機能
（セルフ・コントロール）

F
構成行為・運動

G
対人心理

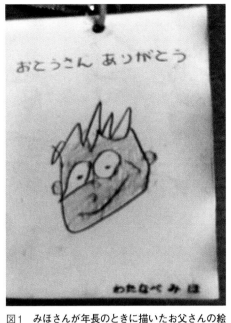

図1　みほさんが年長のときに描いたお父さんの絵

も殴り描きになっていたし，クレヨンなどの色を変えて塗るのも大変苦手だったと思います．塗り絵も同じ色ばかりで塗っていて，塗り絵の枠は必要なしでした．

Q7-1 お父さんの顔はいつ頃わかりましたか？

みほさん　お父さんの顔を認識したのは小学校に入ってお母さんの顔がわかっていた後だと思います．

Q7-2 また，お父さんの絵を描くとき，「レイアウト」はみほさんが描いたとのことですが，具体的に顔の輪郭ということですか？　もう少し詳しく教えてください．

みほさん　輪郭と目は描いたのを覚えています．でも，眼球と耳はたぶん先生ではないかと思います．眼球を今も多分描かないので．口も描いたけど鼻は先生が描いたと思う．髪の毛はみほの描き方だから自信をもって描いたといえます．

Q7-3 父さんの顔はこの頃までわからなかったのではと思うのですが，何をイメージして描いたのですか？

みほさん　多分なんだけど写真をみたように思います．みながらではなく，その頃お姉ちゃんの卒園アルバムがお気に入りになっていて，お父さんといわれていたけど，男の人を描いたように思います．髪の毛が短いのが男の人と認識していたように思います．今だったら偏見といわれる覚え方ですね．

2 ｜ お母さんへの質問

Q1 みほさんが一人で顔を洗うようになったのはいつ頃ですか？

お母さん よく覚えていないです．学校に入る前から一人でできるように，練習をしていました．本当に一人でできるようになったといえるのは，小学校 3～4 年生頃かと思います．それまでは，一人で洗わせて，後から洗ってあげていたような気がします．

Q2 みほさんが一人で鼻をかむようになったのはいつですか？

お母さん 年長か小学 1 年生頃でしょうか．

Q3 みほさんが自分の体を洗えるようになったのはいつですか？

お母さん ほとんど一人でできたのは，小学 5～6 年頃だと思います．幼稚園の頃からテレビの歌に合わせて，少しづつ洗う練習をしていました．手とか足とか声掛けをしながら，洗うように促していたように思います．

Q4 みほさんがお腹が痛い，頭が痛いときはどのようにしてわかりましたか？

お母さん 食欲がなくなったり，元気がなくなる，ゴロゴロと横になってばかりいるなど，いつもの状態と何かしら違うと感じられる行動をしていました．痛いところを，手で押さえるときもありました．

Q5 みほさんが顔がわからないことに気づいたのはいつですか？　そのきっかけはどんなことからでしたか？

お母さん みほに顔がわからなかったといわれるまで，気がついてやることができませんでした．クラスの先生の名前などもいっていたし，「○○先生が今日は誰を担当していて」とか，日記に書くこともあったので，わかっているものと思っていました．今考えると，学校内でクラスの先生とお会いしたとき，「あの先生の名前は」と聞くと「わからない」といった返事をしていたことはありました．「まだよく覚えていないんだ」くらいにしか考えておらず，まさかわからないとは思っていませんでした．

3 ｜ 神経心理学的見地から

1．定型発達の顔認知の発達

　生まれてすぐの子どもは大人が口を開けたり，舌を出すと模倣する新生児模倣がみられることから，口や舌など顔の部分への生得的な知覚があると考えられている．一方，視力は生まれてから徐々に発達していく．新生児は数か月の間に自分の属する人種の顔を好むなど，急速に顔認知が進む．生後 4～5 か月では顔の識別が可能となり，生後 7 か月頃には自分にとって安心な人かそうでないかを見分ける人見知りが現れる．幼児期後期から徐々に顔認識・記憶力はよくなり，20～30 歳の若い成人でピークを迎え，その後徐々に低下していく[1]．

2．自閉症スペクトラム障害の顔認知

　自閉症スペクトラム障害児が視線を合わせず，顔をみないことはよく知られている．定型発達児では生まれつき人の声同様，視覚でも顔を好んでみるのに対し，自閉症スペクトラム障害児ではそれが少ない．更に顔の認知や顔の表情認知に困難を示すこと，また，自閉症では目の

A
記憶

B
感覚
（聴覚・触覚）

C
認知

D
言語・コミュニケーション

E
注意・実行機能
（セルフ・コントロール）

F
構成行為・運動

G
対人心理

表1　みほさんの顔認知の発達

新生児	黒目（動いているのがわかる） 赤い口（白い歯とのコントラスト）
1歳前	絵の目，口，鼻はわかっていた
3歳まで	絵の耳，頭，髪の毛と手，足の左右がわかっていた
年少	絵の眉毛とまつげ，背中やお腹
年長	顔の輪郭，鼻の穴，写真の自分がわかる？
小学校1年生	鼻全体，鏡に映った自分の顔がわかる？
小学校2年生	パーツが顔にあるのがわかる（顔の完成） お母さんの顔がわかる （興味のある人の）顔がわかる 写真や絵の人が誰かわかる？

領域をみることが少ないことが報告されてきた[2]．しかし，顔の認知に違いはないが表情認知には遅れが認められる[3]などさまざまな報告もあり，自閉症スペクトラム障害の多様性からか，一貫した知見はまだ確立していない[4]．

3．みほさんの顔認知の発達（表1）

　みほさんが最初に「黒目」がみえ，「それが動くから目が奪われた」といっており，最初に黒がみえていたことがわかる．次に認識したのは「口」で「口の赤い色がとても印象的」とのことから次は赤色を認識し，白を黒との対比として認識していたと考えると色についてはおおよそ定型発達に準じている．

　他方，みほさんは奥行きがわからない期間が学童期まで続いた．とはいえ5～6歳で顔の輪郭がわかり，小学校1年生頃に鼻が，また目との関係がわかり，2年生で耳，髪，眉毛などがわかるようになり，顔の区別ができるようになっており，奥行きがわからないだけでは説明できないほどの明らかな顔認知の発達の遅れが認められる．

　奥行きがわからない状態で，鼻がわかるのに役に立ったのが，穴の影と視覚以外の経験であった．「鼻の穴に手を入れる」「鼻をかんだ時の感触」など，運動や触覚がきっかけになったようである．また，鼻と目の位置関係も「顔を自分で洗ってみて鼻の上に目がある事を認識した」とあり，ほかの感覚の助けなしでは認知が難しい状況にあったことが伺える．そうであれば，口は色もあるが，動きや食べるなどの体験が認知を更に助けた可能性もある．しかし，その時期は明らかに遅い．その一因として，顔を全体として把握するゲシュタルト的認知の困難とこれに起因する注意探索の少なさ，みほさんの場合は顔が近づくことへの不快感があったことが関係しているのではと推測される[5]．更に自閉症スペクトラム障害では視覚と触覚の統合の困難も報告[6]されており，自分で触らなくてもそれまでには母親から顔を拭かれる，鼻を拭かれるなど触覚刺激は十分あったと予想されるので感覚の統合の弱さも関係していると考えられる．

　顔のパーツの認知はまず，「いつも同じ体に顔が付いていて，表情もいつも同じ」である絵でわかった．1歳前には目，鼻，口がわかっていたとのことで定型発達のめやすよりも早い．左右も3歳前にわかっていたようでこれも早い．他方，自分の体となると「プラス2年くらい」必要であり，触ることのない他人の顔は更に遅れた．ここでも情報の統合の困難さ，また，動くものや変化するものの情報処理の困難さが伺われる．習得順序は目，口に比べると鼻，眉，

耳，髪の毛など動かないものが遅れ，鼻は鼻水が出てくる，鼻をかむなど感覚や運動など視覚以外の情報が入るので次に認識できるなど定型発達と同じである．

　小学校2年生頃には鼻の上に目があると相対的な位置関係に気づけるようになり，「芋づる式に」顔がわかるようになったようである．奥行きも最終的にわかったのは中学校で遠近法を学んだときからというので，何かをきっかけに情報処理が変わる，あるいはそれに気づくことで認識が変わり，時間はかかるが認知できるようになるようである．

　感情認知も絵が先行したようである．「先生の顔のほうを見たら目が上を向き，とっても怖そうに見えた．まるで絵本の中に出てくる鬼の面のようだった．」（D-7）といっているので，絵本の顔では目の形も認識していたと思われる．逆に，絵本の顔と実際の顔を結びつけることをそのときまでしなかった可能性が高い．みほさんの場合は感情自体の認知も遅れ，お母さんの声の調子で「怒る」がわかったのが2歳前（定型発達めやすは1歳前），「叱られる」は2歳半過ぎ，更に「悲しい」が小学校に入ってからと，かなりゆっくりであった．

文　献 ···

1）Germine LT, Duchaine B, Nakayama K：Wherecognitive development and aging meet：face learning abilitypeaks after age 30. Cognition 118：201-210, 2011.

2）Thye MD, Bednarz HM, Herringshaw AJ, et al.：The impact of atypical sensory processing on social impairments in autism spectram disorder. Dev Cogn Neurosci 29：151-167, 2018.

3）Krebs JF, Biswas A, Pascalis O, et al.：Face processing in children with autism spectrum disorder：independent or interactive processing of facial identiry and facial expression. J Autism Dev Disord 41：796-804, 2011.

4）Simmons DR, Robertson AE, Mckay LS, et al.：Vison in autism spectrum disorders. Vison Res 49：2705-2739, 2009.

5）Tanaka JW, Sung A：The "eye aboidance" hypothesis of autism face processing. J Autism Dev Disord 46：1538-1552, 2016.

6）Cascio CJ, Foss-Feig JH, Burnette CP, et al.：The rubber hand illusion in children with autism spectrum disorders：Delayed influence of combined tac-tile and visual input on proprioception. Autism 16：406-419, 2012.

D 言語・コミュニケーション

7 非言語性コミュニケーション

みほさんより

■ 人の顔はわからないので声で判断していた

　私は人の顔はすごくわかりませんでしたが，声で区別はできていました．母以外の人にあやされていると気が付くのは抱かれたときの感触だったり，臭いだったりであったと思います．でも，母がそばにいなくても怖いとか不安とかの気持ちは全くというほどありませんでした．なので母を追いかけたりした記憶はありませんし，人見知りもなかったと思います．

　私には，1歳4か月になる姪がいます．とても人まねが上手なので，私は時々羨ましく思う時があります．私は，1歳になるまで人のことを見て，まねるという行為をしたことが無いように思うからです．私の行動は，自分の「したい」と思う気持ちのままに行動していたと思うんです．私以外の人のことは，眼中にはなかったのではないかと思います．周りに人がいると思うようになるのには，もう少し時間が経ってからの事です．

　私は，母のいう事はわかっていました．でも，言われた通りの行動をどうしたらできるのか分かりませんでした．言葉からわかるようになりましたが，表情とかでわかるにはたくさんの時間がかかりました．言葉の強弱で，良いか悪いかも判断していたと思います．母は，今もそうですが，怒ると声が高くなるし，大きくなるので分かりやすかったです．

■ 自分の気持ちを伝えることの難しさ

　赤ちゃんの時から私は他人に伝えることが上手く出来ていなかったと思います．なぜかといわれると何故なのでしょう．私にもはっきりとした理由が分かりません．ただ，周りには興味がなかったというか，自分がしたいことだけできれば良かったのだと思います．

　あまり泣かない子供だったように思います．私が記憶しているのか，母たちが言っていたことを覚えているのか，定かではないが私は泣かない，あまり泣くことのない子供だったと思います．姪を見ていると，自分が他人に対して関心がなかったように思えるし，声を出してまで自分のところに来てほしいと思わなかったように思う．私は，何のために泣いていたのだろうか．今聞かれてもその答えを明確に答えることはできません．なぜなら，自分でも「なんかわからないけれども泣いていた」そんな感じでしか覚えていないのです．赤ちゃんは，お腹がすいたとか，おむつが気持ち悪いとかで泣いて母親に知らせると言われていますが，私にはそれが当てはまらないと思います．おなかがすいたとか，おむつが気持ち悪いとかをあまり感じていませんでした．おなかがすく前にミルクを飲んでいるし，おむつも母はまめに替えてくれていたのではないだろうかと思う．そう思いたい．おむつが濡れても不快に感じなかったのではないかと思う．だから，泣いて要求をしたと思う記憶はほとんどない．

でも，泣くと「どくんどくん」みたいな心音のような音が聞こえてきました（注：心音ぬいぐるみ；心音に類似した音を発するぬいぐるみ．胎内音〈子宮音〉効果を利用したもの）．その音を聞くととても安心したように思います．その音は，母のお腹の中にいた時と同じような音がしたのを今でもはっきりと覚えています．

　なぜハイハイの時，いたいと感じた（痛い状態をこれが痛いことなのだと自分で自覚できたのは，それから何年もの時間が過ぎてからではあるが）か，それはジュータンからフローリングの床になったからでした．この違いは部屋の臭いを上回るほどのものでした．しかし，大泣きをしてまで困らせることはしていないと思う．なぜなら，泣いて要求をするということを私はわかっていなかったからです．泣くと誰かが要求を満たしてくれることを知らずに私は成長してきているように思います．

　泣いて訴えるなどという行為は，とても難しい行為です．なぜなら人とかかわりを持たなくてはいけないからです．私は，出来るだけ人と関わらず，自分の陣地で穏やかに自分らしく過ごしたいと思っているのに，一人はまずいと思っている大人がいろいろと手を貸そうとしますが，それは要らざるお世話なのです．フラフラしていたり，奇声を出している時に何かをさせてくれるのは，嬉しいのですが，こちらが一人で静かにしている時に声を掛けられるのは，迷惑なだけです．奇声を歌だと言う人もいるから，困ってしまいます．

　今だったら，言葉を使い「いや」と言えますが，言葉が無い時はどうしたのかと，考えました．泣くよりもまず，人が来たら逃げていました．何と言われようが，自分の陣地を侵されたと思って逃げて，その人がいなくなってちょっとしてから戻る．その繰り返しだと思います．

何でも自分でやる

　自分の名前はわかっていました．名前を呼ばれたときはちゃんと振り向いたと自分では思います．でも，自分の行きたいところや，やりたいことがあると，その気持ちだけが勝り，母の言っていることは耳に入らなかったように思います．

　母の言うことはわかっていました．祖母の言うこともわかっていたと思います．しかし，祖母はすぐに反応を示さない，私のことを何もわからない子と認識していたのではないでしょうか．

　人に伝えればやってもらえることが分かり自分から行動に起こした記憶があるのは，冷蔵庫の飲み物が欲しくて母の手を持ち冷蔵庫まで連れて行ったこと．手を扉まで持ち上げ開けるようにしたことくらいです．それは母子通園に行っていた時のように思えるので，3歳くらいだと思います．それまでの私は，欲しいものがあればまず行動．人に頼む考えはなかったと思います．だから人がいてもいなくても別に関係はありませんでした．ほしいものがあればどうにかして見つけ出し，手に入れていたように思います．そして，「危ない．」とか「だめでしょ．」の禁止の言葉や怒られる言葉しか耳にしていなかったのではないでしょうか．褒められる言葉を耳にすることは皆無に等しかったと思います．これを読んだ母は反論してくると思いますが，私の記憶ではそういうことになっているのです．

　よくわからないが私は指差しをして人と同じ気持ちになるということは微塵もなかったように思う．「ねえ，みてみて．」「これなあに？」とか人に伝えて教えてもらえれば楽しいこと

が起きるということが全くというほどわかっていなかったのか，脳機能の中に初めから備わっていなかったのか．私はほかの人に対して興味がなかったのだと思う．人には興味がなくても，物や誰かがしていることには興味があったと思う．動いているから興味を持ったのかもしれないが，姉のしていることにすぐに反応を示し，姉を怒らせたのは日常茶飯事だったと思う．でも今思うと，それが面白いからと思ったのではなく，動いていて長くやっていたからついつい手が伸びていたのかもしれない．

■ 人の顔に表情があることを知ったとき

　姪の行動を観察していて驚く時があります．表情がとても豊かなのです．私は相手に対して何をどのように伝えればよいのかが全く分かりませんでした．だから一つ一つ教わり，29歳になろうとしている今でさえ，まだまだできないことが多いです．姪はいつもニコニコしているので，私までうれしく思うのですが，心でうれしいと思いながらそれをうまく顔の表情に出すことができないのです．最初に笑ったのはいつ頃だろうかと，記憶をたどりました．覚えていたのは，ハイハイのころでした．部屋の中にキラキラと輝く太陽の光が窓ガラスに反射しているのを見てニコニコしていたように思います．ほかの家族がいたかどうかは思い出せないので，本当にニコニコしていたかも定かではないが，気持ちがとてもよくて気分がよかったことを今も覚えています．その時の表情は，きっとニコニコしていたのではないかと想像するのです．

　人とのかかわりを持とうとしないのですから，感情表現を習うことは出来ません．教えてもらうしか手段はないのです．しかし，それを教えてくれる人はいませんでした．小さいうちにその訓練をすれば，少しは社会に溶け込むことが出来るのではないかと私は思います．

　まず，顔の認知は大変むずかしかった．人の顔を覚えるのが難しいのだから，顔で表情をわかれと言うのは，難しいの倍以上にもなる．人の顔に目があったり，口があったりするのがわかったのは，小学校に入ってからかな．人の顔はいつも真っ白と言うか，なんかあるって感じしか，見えていなかったような気がする．どんなにたくさんの人達がいても，みんな同じように見えていた．でも，声が違うから区別が出来ていたのだと思う．

　人の顔に表情があることがわかったのは，小学校飛び出しの事件を起こした時だった．いつものようにガミガミ怒られていたので，先生の顔のほうを見たら目が上を向き，とっても怖そうに見えた．まるで絵本の中に出てくる鬼の面のようだった．その時から先生がガミガミ叱る時は，きっとあの顔だと思うようになった．

　やさしい顔を知ったのは何時だったか覚えていないが，なんだか自然に覚えたのかな．叱る時の，鬼のような顔が強く残っていて，他の事は余りおぼえていない．しかし，この怒る顔のあとに他の表情がわかるようになっていったと思う．

　一番難しいと思うのは，自分の感情を思ったとおりに出すこと．これは今も難しい．喜んだ顔も悲しい顔もみんなには同じ顔に見えるようだし，言葉での表現も難しいからとっても苦労している．

1 | みほさんへの質問

Q1 みほさんが出してしばしばお母さんに制止される，奇声ともとれる甲高い発声は，何とい
おうとしていますか？　しゃべっているのでしょうか？　それとも怒っているのでしょ
うか？　困っているのでしょうか？　それとも？

みほさん 声を出しているのにほとんど意味がないと思いますが，大きな声は「もう嫌」とか
「したくない」の意味があるように思います．声を出しても，やり遂げますが，「嫌
なのに」の気持ちを言葉で伝えられません．とっさに言葉が出てこないのが現実で
す．

Q2 初めて誰かをまねたのは何でしたか？　どんな状況でなぜまねたのですか？　それは何
歳頃ですか？　上手くまねられましたか？

みほさん 初めてまねたのといわれてもよくわかりません．ご飯を食べさせてもらっていると
きの「あーん」といって口を開けている人がいて同じようにしたことを覚えていま
すが，いつの頃だったのか，その前に模倣があったのかは記憶にありません．はっ
きりとした記憶がありません．

Q2-1 そうするとそれは母子通園時代ですか？

みほさん そうです．でもそれより前にお母さんとか大人の人が，口を開けてスプーンを私に
もってきてるのをみていましたが，それをまねていたという気持ちがありません．

Q3 お母さんの声の強弱で，やっていいことかいけないことか判断していたとのことですが，
それは何歳頃ですか？

みほさん それはきっちり覚えています．2 歳になる前の頃です．何回も同じように絵本を
破っていてその破片を口に入れては叱られていました．そのときの声が，普通の声
と違うと気がつき，その頃から，高くて力強い声は，何かが違うぞと思いました．
でも，悪いことをしているからとは，そのときはまだわかっていなくて，それがわ
かったのは，2 歳半が過ぎた頃だったように思います．母子通園に通うようになり，
ほかの子が叱られているのをみてからのような気がします．

Q4 声の感情認知は怒っているのが最初ですか？　それは何歳頃？　ほかにはどんな感情が
どの順番でいつわかるようになりましたか？

みほさん 上の質問にも回答しましたが怒っているのがわかったのは，2 歳半は過ぎていると
思います．笑うと嬉しいがごちゃごちゃだったけど次のように思います．「おなかが
痛くなるくらい笑ったね」という言葉を聞いたときのその周りの雰囲気が柔らか
だった．すごく楽しいというか，気持ちが穏やかだったように覚えている．怒ると
ほとんど変わらない時期だったように思う．

　悲しく感じることが小さいときはなかったように思います．小学校になってから
悲しい気持ちがわかったように思う．洋服を壊されたり，髪を引っ張られたりして，
悲しい気持ちと嫌だなの気持ちがわかりました．

Q5 嫉妬や妬み，恐れや恐怖，憧れ，蔑みなどの表情はわかりますか？　いつ頃からどんな順
番でわかるようになりましたか？

A
記憶

B
感覚
（聴覚・触覚）

C
認知

D
言語・
コミュニケーション

E
注意・実行機能
（セルフ・コントロール）

F
構成行為・運動

G
対人心理

みほさん　笑う．悲しい．泣いている．これらが，小学校の低学年頃．怒り，嫉妬かな，これは通級教室での仲間関係で知りました．仲間外れにされていた人の顔などからわかったように思いますが，書いていてそうだったとはっきりしました．

　　　顔から感情をみるのはとても難しいです．写真とか感情カードでわかっていても実生活で使用できるかは，どれだけ経験するかと，場面で教えてもらえるか，生活に組み込んでいけるかで違うように思えます．今も継続して学んでいるところです．

　　　笑う，悲しいは何となく表情から察することができます．でも，そこから派生していくような感情を表情からみて理解することは，今でも完ぺきにはできません．3 割もわからないかもしれません．多分私がほかの人の感情が「今こうなのかもしれない」と思うのは，周りの雰囲気とそこにまとわる色にヒントをもらっているのかもしれないです．それと，そのときの話し言葉の，音程や強弱などが影響していると思います．何となく，わかり始めたのは小学 4 年生の頃です．順番はよくわかりません．

Q6 首を横に振って「いや」，縦に振って「うん」，手を振ってさよならなどジェスチャーが使えるようになったのはいつですか？　どの順番でどんなきっかけでできるようになりましたか？

みほさん　バイバイは，2 歳の頃はしていたと思います．意味は 1 歳の頃には知っていたと思いますが，手を振っていたかは自分では思い出せません．「いや」「うん」のジェスチャーの意味がわかったのは，年長さんの頃かもしれません．ハイは手をあげる形で伝えていたと思います．わたしは今も顔を横に振ったり，縦にうなずいてジェスチャーで表現することはないに等しいと思います．

　　　バイバイはたぶん練習したのだと思います．母などから「バイバイは」といわれて声掛けされながら，その度に手を振り覚えていったように思います．

Q7 どうして「バイバイ」の意味はわかっていたのに，頷くのは「はい」，首をふるのは「いいえ」や「いやいや」の意味だとわからなかったと思いますか？　理由に心当たりがあれば教えてください．

みほさん　バイバイは，みんなが手取り足取り何度も教えてくれました．しかし，首を傾けるとか，振るとかに意味があることを教えてはくれませんでした．

Q8 視線を使ってコミュニケーションをすることに気づいたのはいつですか？　人が使っている視線の意味はとれますか？　自分で使うことはありますか？　それはいつから使えるようになりましたか？

みほさん　視線を使ってのコミュニケーションがあることを実感したのは，本当にこの頃．下の姪が私をみるときの視線と母に向ける視線が違うと思ってたら，姉が「遊んでくれないのといっているんだよ」と私に教えてくれました．それは不満を現しているとも教わりました．そして母のときは「また遊んでくれる人が来た」とニコニコしていると教わりました．いろいろな場面でいろんな視線を感じてきました．

　　　なんといっても幼児期から続く，怒りや蔑みそれは 3 歳の頃から感じていました．意味は知らなかったが嫌な目でした．ほかの視線をいつ頃理解できたのかはよ

くわからないです．それに私は表情やジェスチャーでの表現を不得意としていたのだと思います．

Q9 小学校飛び出し事件は何年生のときですか？

みほさん 小学1年生の後半頃から，通級する頃まで続いていたと思います．母子通園でも，F幼稚園でも何度か脱走していました．嫌で脱走したのは，母子通園と小学校です．

2 ｜ お母さんへの質問

Q1 みほさんは泣いたり笑ったりすることについては，どんな赤ちゃんでしたか？

お母さん 育てるときは，夢中だったので育てていました．孫たちをみていると，みほは泣いたり，笑ったりすることが，少なかったような気がします．お腹が減って，泣く前におっぱいをやっていたのかしらと考えましたが，そうではなかったように思います．私が抱くとすぐに泣きやみますが母や妹が抱っこしても泣きやまないので，すぐに戻されたことを思い出しました．

Q2 みほさんの要求（お腹がすいた，おむつが汚れた，嫌だなど）はどのようにしてわかりましたか？

お母さん お腹がすいた，おむつが汚れた，ミルクやおっぱいは○時間間隔と決め，私は動いていました．その間隔にはまったのが，泣くことが少なかった理由だと思います．そのため，この子は要求をしないんだと思っていました．

　「嫌だ」は，手で払いのけたりしていたように思います．たまに噛んだりもしていました．

Q3 気持ちが通じあったなと感じたことはありますか？　それはどんなときでしたか？

お母さん 一対一で遊んでいるとき，くすぐりっこなどで遊んでいるとき．絵本を読んでいても，おとなしくしていましたが，指で指すこともあまりありませんでした．でも，なんとなくですが，気持ちはわかっていたように思いますし，何かで通じあっていたように思います．そう感じた理由は？　と聞かれると答えられないのですが．

Q4 みほさんが教室などからたびたび飛び出していたとのことですが，それはなぜだと思っていましたか？　自宅から飛び出すことはありましたか？

お母さん 教室が嫌だからだとばかり思っていました．何が嫌なのか明確には私もわかっていなかったと思います．日記を書いて伝えてくれていなければ，気持ちをわかっていなかったと思います．

　自宅からも，脱走していました．毎日でないからよけい困っていました．脱走といっても，よく行っていたのは，自宅の隣の公園です．近所の小川をのぞいていたこともありました．コンビニエンスストアにも行ってたことがありますし，私が友人と電話で話をしていたら，その友人宅に行ったこともありました．これらはすべて理由がありました．公園で遊びたかった，小川のアヒルがみたかった，コンビニエンスストアでお買い物がしたかった，早く電話をやめてほしかった．

　伝えられないから，当時はすご〜く怒られてますよね．でも，怒ったところで，

伝わったのか伝わらなかったのか，私にも理解できないのが，このようなときでつらかったです．

Q5 みほさんを叱って，あるいは褒めて効果がでてきたと感じたのはいつ頃からですか？

お母さん 学習面では小学校入学してから，ずっと認めてほしいと思う気持ちがあったのだと私は思っています．自分から勉強がしたいと言ってからの努力や頑張りには頭が下がりました．高学年になると頑張りや努力を先生たちが認めて褒めてくださるので，毎日充実していたように思いました．

　　認めて褒めることがこんなに効果がでるのだと実感しました．叱っても緊張したり，固まったりします．褒めると嬉しそうな顔をして，自らやろうとすることもあります．

　　生活の中ではスケジュールを使用しています．自由時間が多いと困ると言われているので，過密スケジュールですが本人の希望で内容は決めています．

　　スケジュールと振り返り等で，褒められながら楽しく活動することが，本人も家族もストレスをあまり抱えずに過ごせる一つの手段だと，改めて感じているところです．

3 ｜ 神経心理学的見地から

1. 定型発達の非言語コミュニケーション（表1）

　言語を獲得する前である前言語期から，コミュニケーションの発達はみられる．空腹や不快のときに泣く以外に，生後3か月を過ぎると寂しくて泣く，眠くて泣くなどの泣き分けで伝えるようになる．また，定型発達児は生まれつき人へ関心が向く．人の顔と玩具であれば人の顔へ，人の声と音楽であれば人の声へより注意を向ける．

　生後3か月頃には人と視線を合わせ，交互に声を出し，まるで会話をしているようなやり取りである原会話がみられるようになる．人が大好きで，人へ向けて笑うこともこの頃から始ま

表1　定型発達児とみほさんの非言語コミュニケーション発達比較

	定型発達児	みほさん
生後3か月	原会話，泣き分け，社会的微笑	泣くことが少ない，（目が恐い），お母さんの声がわかる
生後4か月	顔認知	
生後7か月	人見知り，模倣	
生後8か月	声で注意を引く	（光をみて笑う）
生後9か月	共同注意，社会的参照 バイバイの模倣（ダメの意味がわかる）	（ダメの意味がわかる）
1歳後半		バイバイの意味がわかる
2歳前半		バイバイの模倣
3歳		クレーンで要求*
小学校1年生		怒っている顔がわかる

＊：何かして欲しいとき，ほかの人の手を取ってさせようとする行為

A　記憶

B　感覚（聴覚・触覚）

C　認知

D　言語・コミュニケーション

E　注意・実行機能（セルフ・コントロール）

F　構成行為・運動

G　対人心理

る．生後4～5か月になると顔の区別ができるようになり，生後7か月頃から自分にとってその人が安全かどうかを判断するようになり，人見知りが始まる．同時に，お母さんなど特定の人への愛着がはっきりしてきて，お母さんの後追いもするようになる．この頃には声の調子や顔の表情から，叱られていることがわかるようになる．早いと生後7か月頃から人のまねをしはじめ，手をパチパチしたりオツムテンテンなどの動作をまねるようになる．

生後8～9か月になると声で人の注意を向けさせたり，物をみせたりと人とのやり取りが活発になる．この頃になると自分と相手が同じものに注意を向けていることを知りながらみること，いわゆる（共同注視）がみられ，指差しや視線でもコミュニケーションをし始める．自分で判断できない場面に遭遇すると，お母さんの顔をみてその表情で行動する社会的参照も始まる．指差し以外にもバイバイなどのジェスチャーが使えるようになる．

共同注意（共同注視）は，対人コミュニケーションの発達の重要な基礎となる．自分から注意を向けさせる力は表出言語の能力と，また，相手が注意を促したものに注意を向ける力は言語理解と関係するという報告[1]もあり，言語獲得にも大きな影響を及ぼすと考えられている．みほさんの場合は共同注視はしなかったといっているが，絵本の読み聞かせは図らずも共に注意を向けている点で受動的共同注視となっており，みほさんが言語理解に大きな遅れがなかったことと矛盾しない．

1歳までに喜び，怒り，悲しみ，驚き，恐れなど基本的な表情がみられ，1歳半頃は共感や羨望も現れ，2歳頃には誇り，罪悪感，恥の表情もみられるようになる．他方，相手の感情の理解は社会的参照が示すように1歳前からある程度可能であるが，客観的な状況でも3歳頃までにはその半数で喜び，怒り，悲しみ，恐れの判別がつき，5歳頃にはほぼすべての子どもがわかるようになる．

2. みほさんの非言語コミュニケーション（表1）

DSM-5では自閉症スペクトラム障害の診断基準に「対人的相互反応で非言語的コミュニケーション行動を用いることの障害」が含まれており，「視線を合わせることの障害」「身振りの理解やその使用の障害」「顔の表情によるコミュニケーションの障害」などが例として挙げられている[2]．ここではこれらにコミュニケーションの原動力となる「人への関心」を加え，みほさんの非言語的コミュニケーションをみていく．

1）人への関心

みほさんの場合は，自分でもいっているようにもともと人への興味が少ない，むしろ避けたい存在だったようである．これは定型発達児と決定的に違う点である．「母がそばにいなくても怖いとか不安とかの気持ちは全くというほどありませんでした」といっているように，人によって安心したり慰められたりする感覚がなかったようである．一方で抱きあげられるときの不安など感覚の不安は常にあり，2歳頃からは砂や紙を口に一杯いれると安心を感じられたようである（E-12）．安心できるためには「慣れている」ことは大事で，お腹のなかで聞きなれたお母さんの鼓動の音は有効であった．

みほさんの場合，人との関係性のなかに安心を感じにくかったため，「同じであること」に安心を求めるほかなかったのではないだろうか．そのために，「同じであること」に固執するようになった可能性がある．また，みほさんは顔の認知が難しかったようだが，視力障害の赤ちゃ

んもお母さんの声を聞くと嬉しそうに声のするほうをみるので，それだけが原因だとは考えにくい．人への興味の少なさは愛着形成にも影響し，みほさんは人見知りも後追いもしなかった．

2）視線とコミュニケーション

　みほさんの場合，乳児期には目への恐怖があったとのことなので，自分から視線を合わせるということは避けていたと思われる．出会った初めの頃は「目は動くので恐い」ということもあったが，あるときは体を動かしながら私の目に近づいたり遠ざかったりしたこともあった．私の瞳に映る自分の姿の変化をみているとのことであった．しかし，一貫して視線を使って何かを伝えていると感じたことはなかった．

　みほさんが高校生の頃だったと思うが，定型発達では視線を使ってコミュニケーションしていることを伝えると，「知らなかった」と驚いていたが，その意味が本当にわかったのはそれよりもずっと後，姪の視線の違いに気づいて，説明を受けたときであった．一方で，3歳の頃から人の怒りや蔑み，ネガティブな視線は感じていてたとのことであるが，コミュニケーションのための視線というよりは，この頃は「叱られる」がわかってきた頃なので，「また失敗した」「ダメな子」といわれていると感じるネガティブな雰囲気を感じとっていたということではないかと推測する．

3）発声とコミュニケーション

　乳児の最初のコミュニケーション手段は泣き声などの発声であるが，みほさんのように伝えたいという気持ちがない場合は泣く頻度も少なくなるようである．みほさんは最初の構音訓練の小学校6年生時点でも「あー」という発声持続ができなかった．そのため，歌を歌うのも難しかった．また，時々独り言のように声を出すことがあるが，自分では出していることに気づかないことも多い．声を意図的に発する，使用することをしないまま乳幼児期を過ごした影響かもしれない．

4）表情の理解と表出

　みほさん自身がいっているように，顔の認知自体が難しかったので顔の表情認知は更に困難だったに違いない．なるべく人から離れていようと思った，人に興味がなかったということなので，表情を手掛かりにやりとりしようという動機づけもなく，注意も払わなかったと推測される．お母さんの顔が認知できるようになったのが小学校2年生なので，1年生後半頃には先生の顔もおおよそわかるようになってきた頃であろう．それが「まるで絵本の中に出てくる鬼の面のようだった」といっているので，絵の表情の理解が先行していたようである．「言語（話し言葉）の習得」（D-8）で述べているように感情語を覚えたのはNHKの「おかあさんといっしょ」の「こんな子いるかな」とのことなので，単純化したアニメの顔がわかりやすかったことが伺える．絵やアニメは人と違って小さい頃から安心してみており，また説明の言葉がついていたので，言葉とも結びつき定着しやすかったのであろう．それが現実の顔に初めて結びついたのが小学校2年生だった．「怒る」と「嬉しい」が2歳で，その次が小学校に入ってからの「悲しい」であるというのは，主観的感情の認知としては定型発達児に比べると遅い．

　みほさんはお母さんも声で認識しており，お母さんの声の表情の聞き分けも2歳前からしていた．「危ない」「だめでしょ」という注意は何度も繰り返し同じ場面で起こっていたので，お母さんの声の表情がいつもと違うことがわかりやすかったようだ．しかし，それが悪いことで

A　記憶

B　感覚（聴覚・触覚）

C　認知

D　言語・コミュニケーション

E　注意・実行機能（セルフ・コントロール）

F　構成行為・運動

G　対人心理

止められているのだということは，ほかの子どもが叱られているのをみるまではわからなかったという．自分の気持ち，また自分と相手との間に起こっていることの理解が，絵本やアニメ，そしてほかの人の間で起こっていることよりも難しい可能性がある．

　みほさんは出会った頃から今まで，私の前で泣いたことも笑ったこともない．みほさん自身もいっているように，表情を顔や声で現すことはとても難しいのだろうと思う．しかし，お母さんがいっているように，これらとは別に，「嬉しいんだな」「つらいんだな」とこちらが感じる何かがあり，心が通じ合っていると感じることも事実である．

5）ジェスチャー

　バイバイの意味が1歳前にわかり，2歳にはバイバイしていた一方，頷きや「いいえ」が5歳頃と理解の時期にギャップがある．バイバイは動作に対しての動作であるが，頷きや「いいえ」は質問への反応なので，模倣することができない．バイバイではお母さんが繰り返し声掛けをしていたが，頷きや「いいえ」は質問に答えるためのものなので，通常だれかが声掛けをして教えたりしない．これらは周りのコミュニケーションから読みとり，まねをして習得するものなのであるが，それはみほさんには難しかったに違いない．アニメでも頷きや「いいえ」はあったであろうが，意味がわかるまでにはストーリーの理解が必要である．また，幼稚園でお友達の様子が観察できるようになるまでにも時間を要したことも影響していたかもしれない．現在でも，みほさんは頷きも「いいえ」の首振りもしない．一方，バイバイはするが自発的ではなく，こちらがすると辛うじてする印象である．

文　献 ···

1）Mundy P, Gomes A：Individual differences in joint attention skill development in the second year. Infant Behav Devel 21：469-482, 1998.

2）American Psychiatric Association（原著），日本精神神経学会（日本語版用語監修），高橋三郎，他（監訳）：DSM-5 精神疾患の分類と診断の手引．医学書院，pp.26-29, 2014.

A
記憶

B
感覚
（聴覚・触覚）

C
認知

D
言語・
コミュニケーション

E
注意・実行機能
（セルフ・コントロール）

F
構成行為・運動

G
対人心理

D　言語・コミュニケーション

8　言語（話し言葉）の習得

みほさんより

■ 言葉の音に意味があることを知ったとき

　初めて聞いている音が意味のあるものだと知ったのは，たぶんハイハイしていたころだと思います．自分の名前，パパ，ママなどそれぞれ何かには名前があるとわかってきたころだと思います．ハイハイをしていたころ特に興味があったのは，テレビでした．テレビ番組を見るのではなく，ビデオをつけて欲しかったのです．そこから流れる音楽と映像に興味があったのです．はじめは映像が流れ，同じ映像のところで流れる音楽に興味を引かれて，毎日のように見るようになりました．ビデオが始まる音楽もインパクトがあり引き付けられるものでした．何度か見ているうちに，絵本と同じようなセリフがあることに気が付くようになりました．しかし，私はそれをまねして復唱したりをすることはありませんでした．

　どんな言葉を理解していたのか今となっては母に聞いたところでわかりません．なぜなら，ハイハイの時に私は言葉をほとんど発していなかったようです．喃語と呼ばれるものもほとんどなく，本当に静かだったようです．声を出していないので静かなようでしたが動きは活発だったようです．だからハイハイの時から目が離せなかったとよく言われます．大人がおとなしいと思う時は，必ずと言っていいほど悪さをしていたようです．今思うと，手に触るものは何でも口に入れては「ダメでしょ．」と言われてるか，口の中に手やタオルが入っていたように思います．「だめでしょ．」はしてはいけない事だということは，ハイハイの時からわかっていたけれども，手に触ったものは口の中に入れたくてしょうがなかったように思います．

■ 人に何かを伝えるとき

　ビデオの内容が絵本と同じだとわかっても，「同じ．」と言う言葉を使い誰かに伝えようとは全く思わなかった．人に伝えようとすることさえしようと思ったことはほとんどなかったように思う．そう言うと，「何か必要な時はどうしたの」と聞かれるだろう．必要になったら行動あるのみ．必要なものを取りに行く．家の中を探しているうちに他のものに目が移り必要としたものを忘れ次から次へといろんなものを出していき，部屋中いっぱい散らかしてしまう．だから何を求めていたのか自分でもわからなくなってしまう状態でした．こんなときどうしたらいいのか教えてほしかった．人に伝えると取ってもらえるということを私に教えてほしかった．私は物の名前や禁止の意味などはたぶんわかっていたように思う．でもそれらを使うすべが分からなかったのだと思う．

　小さい時から，大人が口から発する音は何らしかの意味を持つことをハイハイの頃からな

んとなくだがわかっていたと思っています．でも，私は分かったとか，分からないとかを，誰かに伝えようとはしませんでした．伝えるということは私には備わっていなかったように思います．姪を見ていると，少しの事でも反応し，他の人の反応はどうなのかと待っています．でも私にはそれらは備わっていなかったように思えてしょうがありません．姪が 2 歳になろうとしている現在の行動を見ていると，私は愕然とする時があります．

　まずは，見まねで何でも自分でしています．「じぶんで」「じぶんで」．私は，自分一人で何かをするなんて，思いもしませんでした．

■▪ なぜ言葉を使わなかったのか？

　言葉に意味があるとわかっていたのにどうして使おうとしなかったのだろうかと今更ながら考える．私が言葉を使えないことの根本はここにあるのではないかと思う．人の存在があまりにも乏しい．嫌いとか，いやとかの前に存在しているのに，興味がないの？　そんな感じではなくて，なんという表現が正しいかちょっとわからないけど，そばにいてほしいと思う気持ちが薄いのかもしれない．ただいないと困るとは思っていたが，その思いが定型発達の方よりずっと薄いのかもしれないと今思う．

　だから，人に伝えようとしないで自分の中だけで完結しようとしていたことが，世の中では非常識な事だったり，怒られることだったりしたのではないかと今姪を見ていて自分を振り返るところです．

　みんなが話をしていると気がついたのは，幼稚園にいってからです．それまでは，なんか言っているとはわかっていた．言っているという表現はたぶん正しくはないと思う．自分に対して言っているのか，誰かが声を出している，くらいにしか認識していなかったと思う．

　だれも，私が言葉を話したがっているとは思わなかっただろうし，そんなことを考える子供とも思わなかっただろう．

■▪ 言葉で話すことの重要性

　自分の名前を言われて「はっと気づく」，たぶんこの状態は今もおんなじ．誰に対して話をしているのか，わかるまで時間がかかる．困っているけど，困った態度がとれない，そうすると次第に相手の方が困る態度をとってくるので，相手が困惑してこちらの答えを待たずに終了．こんな状態が何回何千回，何万回あっただろうか．

　私は気がついた．言葉には言葉で返すんだと．でも言葉はどうすればできるようになるの．話していると自分では思っていても相手には伝わらない，自分の声はただただうるさい声が出ているだけ．それも，自分で気がつかないことが多い．一体どうしたら，自分も会話というものができるのかといつも思っていたが，学校に入学するとその気持ちは一段と強くなりました．

　言葉は私にとってはとても重要でした．

　だれも，私が言葉を話したがっているとは思わなかっただろうし，そんなことを考える子供とも思わなかっただろう．

　人は，まずその人の行動を見て人を判断するということを小学校の時に学んだ．良いことをすると相手が喜ぶこと，こちらの感情とは関係がないということを．

　言葉がないと，誤解が誤解を生む．それは私にとって爆弾を抱えているような状態だと

A 記憶

B 感覚（聴覚・触覚）

C 認知

D 言語・コミュニケーション

E 注意・実行機能（セルフ・コントロール）

F 構成行為・運動

G 対人心理

いっても過言ではない．だってこちらの考えを伝えられないので，違ったようにとらえられる．それが続くと爆弾のスイッチが入り，カウントダウンがはじまる．それを止めるには，こちらの言っていることを，どれだけわかってくれるかにかかってくる．もう相手にゆだねるしかないのだ．意思を伝えるには言葉が大切なツールであったのである．

今は絵カードとかトーキングボードなどの支援機器もある．しかし，支援機器だけではやはり物足りないし，時間もかかるので「言葉」が話せるかどうかは重要．だから話がしたくて話がしたくてしょうがありませんでした．会話をしているとわかったときの，驚きは救いにもなった．話せばわかってもらえると知ったからでもある．でもその時の私に話言葉は無いに等しかった．

言葉を話すには，「人の真似をすればよい」とかそんな考えはまったくなかった．人という存在もあまり重要に考えていない時期でもあったからである．人とのかかわりがなければ，会話も生まれないし，自分の言葉も生まれないだろうと今では考えられる．しかし，その時の私は人には関心がなかった．関心を持てなかったのだと思う．

だって大勢の中はとてもうるさいし，どこを見ていいのかわからないから，戸惑うばかりだったと記憶している．幼稚園での楽しみは何だったのかなと今考える．そうだ，段ボールの中に入ることだったかも．段ボールの中は暗いけど一人になれるところだった．後は，いつも誰かが私を必ず見ていたな．子どもはうるさかった．でも，大人と違う楽しみをおしえてくれるのは子どもたちだった．

ホールでの遊びは，ギャーギャーという声とともに遊びが増える時間でもあった．その時は言葉が必要ではなく，同じようなことをすればよいと知ったときでもあった．

1 みほさんへの質問

Q1 生まれてすぐ言語音の違いがわかっていましたか？

みほさん 人がいっている言葉の音はわかっていたと思います．音は聞き分けられていたように思います．なぜなら，誰かがいっている音と次にいった人の音は違うとわかっていました．でもこの頃はまだ，音に意味があるとは知りませんでした．音の違いは早くからわかっていたと思います．

Q2 最初にわかった言葉は何か覚えてますか？　ママとかパパとか？

みほさん 「だめ」や「あぶない」とか，ママとかパパではなかった．

Q3 言葉はビデオからがわかりやすかったとのことでしたが，ビデオのなかで話される会話は，長い文などが多かったのではないでしょうか？　そこから語を取りだし，意味と結びつけるのは難しかったのではありませんか？

みほさん 初めから言葉として理解していたのではないと思います．何度も聞き，みているうちに場面の絵と言葉がいつも同じようだと気がついたのかそう思うようになりました．私がみていたビデオは今のアニメーションのように動いてはいなかったように思います．絵本の読み聞かせのようなものだったように思います．だから徐々にこの場面だとこの音という具合にみていました．徐々に絵と言葉が一致していきまし

た．たぶん，ビデオと読んでもらっている絵本が同じようなものだったからだと思います．絵本だとその内容を姉と母が話してるのを聞いたり，絵本のなかを指さしながら話していたから，それも私の理解できる手助けになっていたのではないかと思います．

Q4 ビデオと人の話ではわかりやすさに違いがありましたか？

みほさん　人の言葉はすごく難しくなかなか理解できませんでした．たぶん感情が入るからなのではないかと今なら推測できます．ビデオの音はいつも一定で進んでいくので安心感がありました．でも人は同じような音を出していても，毎日同じ音域でなく，強弱も違うし，人によっても違うので音を一致させるのが大変でした．

Q5 わかりにくい言葉の種類はありませんでしたか？　目にみえる物の名前，動作，形容詞，数字，色名，上位語（果物，履物など），感情語，抽象語（幸せ，反省など）で違いはありましたか？

みほさん　言葉からその意味を獲得した順番は，決まっていなかったように思います．例えば長靴をはいた猫の話を聞いたとします．「長靴をはいた猫が農民に『王様がここを通られたときに，この土地は誰のものかと，たずねられたらカラバ公爵様のものです．』と答えるのだと怖い顔でいいました．」とあったとします．だいたい言葉を丸覚えで覚えてしまいます．小さいときはこうして覚えるのが得意だったように思います．そしてその言葉とそこに描いてある絵をみて，本当の意味がわからないまま，絵と言葉をマッチングさせていたように思います．それから，絵のなかの猫，長靴，畑や田んぼなどを覚えていったように思います．

　　名詞や動詞は覚えやすかったです．抽象的な言葉は絵本になかったように思うのでこれらは，少し後に覚えたのではないだろうかと思います．感情語を覚えたのは，年長から小学 1 年生のときに好きだった NHK の「おかあさんといっしょ」のなかの「こんな子いるかな」で覚えたと思います．

Q6 初めての発話はお母さんによると幼稚園のお泊まり会から帰ったとき，5 歳だったとのことでしたが，その前に話したことはありますか？

みほさん　1 歳の頃，たまに本当にたまに「ママ」と呼んだように思いますが，それっきりにしていたように思います．2〜3 歳頃「ジュース」「せんべい」「もっと」「行きたい」などの言葉をいったが伝わらなかったので止めました．言葉が必要なんだとうっすら感じ始めたのは幼稚園の年長のお泊りのときでした．それまでは言葉が必要とは考えもしませんでした．母とカードで読む練習をしていましたが，「読む」と「話す」は別のものだったように思います．私にとってのカードは単に読む練習のものでしたから，そこから言葉の発語にはつながらなかったように思います．

Q7 会話していることに気づいたのは幼稚園のお泊まり会のときということですが，何がきっかけで言葉には言葉で返すことがわかったのでしょうか？　幼稚園でも子ども同士話しをしているのは聞いていたと思いますが．

みほさん　話していることが，はっきりと認識できたことが大きかったのだと思います．幼稚園の頃はまだまだ顔の認識がうまくできていなかったので，だれが話しているのか

よくわかっていなかったと思います．「私と同じくらい」とか，「大きい人」とかの区別しかできていなかったように思います．しかし，お泊まりをするなかで同じくらいの人も大きな人と同じような声でいることがわかったというか，理解ができました．それがみんなが共通しているようだということが，ぼんやりでなくはっきりとわかったときだったように思います．その頃から言葉というものに，興味のような感じをもつようになったのかな．

Q8 すべてのものに名前があると気づいたのは，いつ頃ですか？　その後，これは何という名前なんだろうと知りたくなったことはありますか？　そのとき，どうやって名前を知ることができましたか？

みほさん　それは，マッチングの練習を始めた頃だから年中さんの終わり頃かな．あるって確実に理解したのが．でも自分から調べようとしたり聞いたりはしないで，待っていたように思う．待っていたのでもないかな．教えられたら覚えるみたいな，受け身のような感じだったと思う．

Q9 周りの大人がみほさんが知らない物をみて，名前をいったのを聞いて，「これは○○っていうんだ」とすぐにわかるということはありましたか？

みほさん　それはあったと思う．例えば漢字の読みと字だけがわかっていたけど，実物がどんなものかがわからないのが多くありました．薔薇とかはまさしくそうで，大人が「きれいな花だね」とか，それに続いて「薔薇の香りはいいね」と話しているのを聞いて，漢字と実物のマッチングもしていたように思う．これも年長の頃か，そのちょっと前頃かも．

Q10 大人がもし，たまたま犬のしっぽを指差して「ワンワンだよ」といったとき，指差したのはしっぽだけれど，犬全体が「ワンワン」なんだと理解していましたか？

みほさん　絶対理解していなかったと思う．多分大人の人が指をさしてるのに気づいていないか，みていなかったように思います．たまたまみていたとしても，よくみている犬の場合はわかると思うが，初めてみる犬は，わからないだろうと思います．

Q11 ほかの犬も特徴が似ているものはみな「ワンワン」とよぶと気がついたのはいつですか？

みほさん　年中さんの終わりか，年長さんのときだと思う．幼稚園に転園してから，世の中のみえ方が少し変化したように思います．今まで気がつかない遊びや子どもの存在に少しづつ興味がもてるようになったと思う．

Q12 話すときに音節ごとに区切るようになったきっかけは何ですか？

みほさん　小学校入学してから，音読のときに一音ごとに読んでいたのでそのときからの流れかもしれません．よく自分でもわかっていません．

Q13 話しているときに時々「います」を「いるです」と間違えることがあります．書いた文章ではそのような誤りはみられません．どうして話し言葉だと間違えることがあるのでしょうか？

みほさん　話し言葉は，すぐに言葉が考えられないというか，適切な言葉を発することができないようです．いつも出している音や，使っている言葉を無意識で出しているよう

A 記憶

B 感覚（聴覚・触覚）

C 認知

D 言語・コミュニケーション

E 注意・実行機能（セルフ・コントロール）

F 構成行為・運動

G 対人心理

に思います．自分では適切な言葉を発していると思っていることも多いと思います．しかし，間違っているときはその場で間違っているよと，確認してください．

　また，キーボードのように，文字をみながら話をするときは，間違うことがあまりないように思うので，話し言葉のときには，五十音のヒントがあるとよいのかなと思います．とっさに言葉を出すときは，使いやすくて出しやすい音が，自然に出てきてしまうのかもしれません．私もよくわかりません．

2 ｜ お母さんへの質問

Q1 泣き声で要求していると感じたことはありますか？

お母さん よくわかりません．泣くことは少ない赤ちゃんでした．何時間おきに授乳とかいわれると，それを守っていたように思うので，泣く前に授乳をしていたことも多々あったように思います．授乳の前におむつを替えたり，今思えば先走りであったかもしれません．まだ，違和感があると思っていなかったのかな．月ごとに乳幼児健診に行っていたこともあり，何かあったら指摘があると思っていたのではないかと思います．

Q2 生後7か月ごろから言葉の理解はできていたと感じましたか？

お母さん 母子手帳には「家族がいるとき，話しかけるような声を出しますか？」の問いに，「はい」と記入してあります．

　覚えていないです．ハイハイしているときに，名前をよぶと振り返ってみていたような記憶があります．理解については，遅れていると感じたことがなかったです．でも，言葉らしいものがなかった．でも義母から，パパも遅かったといわれていたので，心配はしていなかったように思う．

Q3 初めて話したのはいつ，どんな言葉でしたか？

お母さん 母子手帳には「11か月頃に，マンマと記入があり，あまりはっきりしないが言えるような気がする」とのコメントが記入してありました．

　「だっこ」といったのは，3歳頃．アンパンマンの絵本をみていて，「アンパンマン」といったのもその頃です．

Q4 どうやってみほさんの気持ちを理解していましたか？

お母さん 以心伝心かな．毎日いるので，なんとなく理解していたんだと思います．

　母子分離で子どものみが通園するようになり，半日離れたことにより，何を考えているのかがわからなくなってすごく大変でした．何を要求しているのかさえわからなかった．しんどかった．振り返るとそのとき，娘も一番混乱していたのだろうと思います．円形脱毛症にもなっているので．

Q5 お泊まり会から戻ってみほさんが話したときのことを詳しく教えてください．

お母さん 幼稚園に迎えに行き，先生方からお泊まりでのみほの様子を聞いたので，帰宅後「お泊まり，……（ここが思い出せないが疑問形）？」で聞いたところ，「楽しかった」と答えた．初めて会話になった瞬間でもあったように思います．

A
記憶

B
感覚
（聴覚・触覚）

C
認知

D
言語・
コミュニケーション

E
注意・実行機能
（セルフ・コントロール）

F
構成行為・運動

G
対人心理

Q6 二語文を話すようになったのはいつですか？

お母さん　自分から二語文で話すことは，なかったように思います．育児書に載っているような，発達の仕方ではなかったように思います．

　　　小1になり，私がみほの発する音を理解できるようになったので，いつも質問していたように思います．それに答えたときには，二語文以上になっていました．

　　　コミュニケーションで使うのではなく，単に質問に答えるための言語だったのかもしれません．私も学校での様子を知りたかったこともあり，聞いてばかりいたと思います．それでも，みほの考えていること，思っていることがわかればよいと思っていました．

Q7 通訳していて，みほさんの話し言葉で間違っていると思うことがあったら教えてください．

お母さん　通訳しているときは，ほとんどないように思います．というか，みほのいった言葉通りに伝えることに集中していて，間違いに気がついていないかもしれません．通訳の時は，一言一言同じように言うようにしているので，ただそれだけに集中しています．

Q8 そのほか，何でも話し言葉のことで気づいたことを教えてください．

お母さん　自分から発する言葉は，「ねんね」．「おちゃ，おちゃ」と必ず繰り返す．「コーヒー」．ご飯を食べるとか，歯磨きをするとか日常に使用する言葉は質問をしない限り，自分からは言ってこないような気がします．

　　　「ねんね」とか「おちゃ，おちゃ」といわれると，こちらから「なーに」とか質問を投げかけるので，そういわれて初めてみほから話し言葉が出てくるように思います．

　　　何かを終えるとすべて「できた」といい，始めるとき，終わったとき，自分で「いいこ」ともよくいいます．

3 ｜ 神経心理学的見地から

1．定型発達の言語習得（表 1）

　新生児はあらゆる言語に使われる音のカテゴリー知覚が生得時に可能であるが，この能力は母国語の獲得に伴い乳児期後期には失われていく．一方，発話に向けて構音運動の発達は生後2か月頃の随意的発声（クーイング）に始まり，生後6か月頃からの母音様喃語，これに続く子音と母音の組合せの基準喃語が出現，徐々に実語に近いものになる．生後8か月頃になると声を使って人の注意を引くことができるようになる．言葉の理解は生後7〜8か月頃から始まり，1歳では18語，1歳半では184語を理解する[1]．

　発話は理解より約半年遅れ，1歳で初語が出現し1歳半までに28語を話す[1]．表出語彙は1歳半を超えると，1日に6〜8語と驚く速さで増えていく．これは語彙の加速度的増加期（語彙スパート）とよばれる．この現象を説明する仮説として，すべてのものに名前があることに気づく「命名の洞察」[2]，一度語が使われるのをみただけで概念と対応づけられる「即時マッピン

表 1　定型発達児とみほさんの言語（口頭）発達の比較

	定型発達の言語理解	定型発達の発話	みほさん
新生児	カテゴリー知覚	叫喚発声（泣き声）	カテゴリー知覚，叫喚発声
生後 2 か月		クーイング	
生後 3 か月		原会話	
生後 7 か月	自分の名前に反応	喃語	自分の名前に反応
生後 8 か月		声を使って伝える	
生後 9 か月	ダメの意味がわかる		ダメの意味がわかる
生後 10 か月		音を真似る	
1 歳	18 語程度理解	初語	「ママ」*
1 歳半	184 語程度理解	28 語程度話す，加速度的増加期の開始	
2 歳	色，形容詞，動詞の理解	二語文	「ジュース」「せんべい」「もっと」「行きたい」*
3 歳			「抱っこ」と言葉で要求+「アンパンマン」とコメント+
4 歳	語順による文理解	簡単な説明	
5 歳	助詞による文理解	論理的説明，反対語	
6 歳			初めての会話（質問に答える）+

＊：相手には通じなかった，　＋：頻度は限定的

グ」[3]，生得的な認知的制約に基づいて言語情報を処理する「制約理論」[4]などがある．遅くとも 2 歳までに二語文が出現し徐々に長く話すようになる．文の理解はおもに内容語の意味を手掛かりに行われ，4 歳頃からは語順も使えるようになり，5 歳を過ぎると助詞による理解が可能となる[5]．語彙の獲得には入力頻度，使用頻度，認知的発達が影響する．認知的発達が必要となる上位語や抽象的な語彙の獲得はほかに比べて遅れる．

2. みほさんの言語（口頭）習得（表 1）

1）言葉の理解

　生まれてすぐに音の弁別ができ，ハイハイの頃（生後 7〜8 か月頃）には言葉の意味がわかっていたとのことであるので，前言語期の言葉の理解の発達は定型発達に準ずるものと思われる．自分の名前は別として，最初にわかるようになった言葉が「ダメでしょ」という制止の言葉だったのも，大人とのやり取りのなかで学んだもので，その意味では一致している．違うのは，みほさんもいっているように人とのやり取りを求める気持ちが少なく，人から言葉を学ぶ機会も少なかったと推測される点である．定型発達では大人と同じものに注意を向ける共同注意が生後 9 か月頃できるようになり，そのなかで言葉の習得が進むと考えられている．

　みほさんは大人の指差しに気づかないか，みていなかったといっている．みほさんの場合，おもにビデオや絵本，そして興味がある人（姉）の観察から言葉の意味を学んでいたと考えられる．ビデオはお座りの頃から，絵本の読み聞かせはもう少し後であろうが好きでみていたとのことである．自閉症スペクトラム障害ではコミュニケーションの発話はないのに，テレビのコマーシャルや天気予報の定型句を発話することがある．その都度，言葉やイントネーション，声の大きさなど状況に応じてさまざまに変化する人の発話に比べると，ビデオは絵と音が常に

一定なので予測しやすく安心できたというのも理解できる．その陰には人への関心の低さと同時にカテゴリー化，つまり共通性（意味）の抽出の苦手さが伺える．

　質問への答えのなかで，「長靴をはいた猫が農民に『王様がここを通られたときに，この土地は誰のものかと，たずねられたらカラバ公爵様のものです．』と答えるのだと怖い顔でいいました．」といっているが，今でも絵本の一節をまるまる覚えていることが伺われる．みほさんは胎児期の記憶があったり，また，思春期まではみたものを写真のように覚えることができるなど独特な記憶システムをもっていたので，このように長い文を意味を伴わずに覚えることが可能であったと推測される．

　みほさんは背景のある絵の理解は最初は難しかったとのことで，意味と結びつけるうえではお母さんが絵のなかの人や物を指さして話して説明したのが役に立ったようで，これが共同注意状態を作り出していたと考えられる．自発的に注意を向けている場合は，指差しもみていたのだろう．みほさんによれば，お母さんがいっていたことは大体わかっていたとのことで，言語理解は感情語など認知の困難さの影響があるものを除いては，つまり音とイメージのマッチングという観点からは概ね良好であったと推測される．

2）言葉の表出

a．表出の遅れの要因

　他方，発話することについては「伝えるということは私には備わっていなかったように思います．」とあるように，明らかな違いがあった．その原因を自分のなかで「人の存在があまりにも乏しい．」と分析しているが，その可能性は十分考えられる．定型発達では大人とのやり取りのなかで言葉の使い方，つまり発話を同時に学ぶが，その根底には人と関わりたいという欲求があり，伝える行為に結びつく．みほさんはお母さんが「だめでしょ」と制止するのも聞いており，またお姉さんと絵本について話しているのもみている．しかし，その経験は自分が声を出して伝えることへとは結びつかなかった．模倣が，特に人の模倣が起こらなかった．これを最もよく説明するのは，ミラーニューロン障害説である．ミラーニューロンとは，ほかの人の行動をみているとき（あるいは聞いているとき），自分で活動するときと同じように活動するニューロンで，模倣や共感の基礎になると考えられており，自閉症スペクトラム障害ではこれが障害されているという報告[6]がある．みほさんは重度の構音障害（発達性発語失行）があるが，ミラーニューロンは構音の獲得にも大きく影響する．

　みほさんによると，1歳頃に何度か「ママ」と，また，2〜3歳頃には「もっと」や「ジュース」など発話したことがあった．しかし，視線をあわせることもなく，また，今でもそうであるが声が小さく，構音も不明瞭であったと予想されるので，周りからの反応は得られず止めた．どうしても冷蔵庫のなかのものがほしいときはお母さんの手を冷蔵庫にもって行ったが，ほかは自分で行動していたようである（D-7）．

　みほさんの場合，泣き声や発声を使って何かを伝えようとしなかったことが発話の遅れに大きな影響を与えたに違いないが，ほかに自分の声がモニターできなかったことも少なからず関与していると思われる．お母さんに通訳してもらっていながら，長い間，ほかの人には何をいっているかがわかりにくいことに気づいていなかったようである．「まさか私の発している音が，言語になっていなかったとはつゆとも思っていませんでした」といっている．それに気

A 記憶

B 感覚（聴覚・触覚）

C 認知

D 言語・コミュニケーション

E 注意・実行機能（セルフ・コントロール）

F 構成行為・運動

G 対人心理

づいたのは言語訓練を始めてからということなので小学6年生か中学生になった頃で，それま
で自分の発話，声をモニターしていなかった可能性が高い．モニターの困難さは喃語がなかっ
たことにも関係している可能性がある．喃語は自分で構音運動を確かめるもので，構音と聴覚
ループの強化に寄与している．自分の発した音をモニターしなければ続かない行動である．実
際，聴覚障害児では基準喃語が認められない[7]．

b. 初めての発話

みほさんが初めて話したのは，幼稚園のお泊まり会（年長）から戻ったときだったとのこと
である．お泊まり会のときに初めて，子ども同士でも言葉でやり取りすることに気づいたとの
ことである．みほさんはそれまでの集団生活では「子どもはうるさかった」といっており，楽
しみは段ボールに入って一人になることだったとのことで，幼稚園は過刺激で言葉に注意を向
けられる環境にはなかった可能性が高い．そんななかでも，みてまねすることは始めていたら
しい．お泊まり会は人数も限られ，すべての活動がいつもよりも管理され，子ども達も緊張し
て静かだったのだろうか．子ども同士で会話していることに注目できた環境だったのであろ
う．遊びのまねを既に獲得していたので，会話のまねの準備ができていたと思われる．

c. 原会話の重要性

会話は模倣で獲得するものではない．生後3か月頃，意図的発声が可能になると母親と目を
あわせ，発声し，それに母親も応えて目をあわせ話しをする．そのやり取りは原会話とよばれ，
その後の会話の基礎となる．本人がいっているように，みほさんには人とやり取りしたいとい
う生得的な欲求が少なかった．お泊まり会を通して会話に興味が出て，その必要性を感じて初
めて会話を認識したようである．みほさんはそれまで話さなかったわけではない．1歳には「マ
マ」といい，2，3歳でも「もっと」や「行きたい」などと要求した．しかし，やり取りのタイ
ミングがわかっておらず，相手には通じなかったようだ．今でも，質問すると答えるが，どう
やって会話を開始したらよいかわからないといっている．原会話の重要性が示唆される．

d. 音声表出の種類

みほさんの音声表出はお母さんに通訳してもらうときの音節ごとに区切った発話，「いい
こー」「ねんねー」「おちゃおちゃ」など限られた綺麗な発音の正常な抑揚の発話，奇声に聞こ
える甲高い発声，低い穏やかな多分無意識の発声である．「いいこー」や「ねんねー」は自分を
落ち着かせたり鼓舞したりするときにいっているとのことである．何かいおうとすると「お
ちゃおちゃ」が出てしまう，そこに「何？」と質問すると本当にいいたいことを話し始める．
このときは音節ごとに区切った文となる．これについて，詳しくは「構音〜苦手な音の発音〜」
（D-10）を参照のこと．

e. 構文能力

お母さんの話では，小学校1年生でみほさんのいっていることがわかるようになり，質問し
たときには既に二語文以上で答えていたとのことであり，構文は定型発達に準ずる発達を遂げ
ていたと推測される．みほさん自身も困難を感じていない．文章構成については，昔も今も違
和感を感じたことはない．書いた文章を読んでいただければわかる．一方，話しているときに
ごくたまに，「いるです」など活用の誤りがみられる．文字では起こらないことから，言語とい
うより聴覚的フィードバックの問題が影響している可能性が考えられる．

3）その他

　語彙の習得に関しては，絵とマッチングできるものからで，抽象語は難しいのは定型発達でも同じである．しかし，感情語を日常における自分や相手の感情からではなく教育テレビ番組のアニメから，しかも6〜7歳になってから学んだというのは独特である．みほさんの場合，お母さんの顔でも小学校2年生からわかるようになるほど，顔認知が困難であった（C-6）．顔の表情認知が遅れるのも仕方がない．自閉症スペクトラム障害では三次元の顔よりも単純化された顔の絵がわかりやすいが，みほさんの場合もそうであったようだ．ほかにも，犬の認知も全体をみることが難しかったようなので，「事物全体制約」や「類制約」にも影響があったと思われる．

　「命名の洞察」に関しても本来1歳でみられると仮定されているが，文字カードと絵のマッチングをとおして気づくなど，かなり遅れている．「即時マッピング」も同様である．もう一つ，すべてのものに名前があるとわかった後でも，自分から名前を聞きたいと思わなかった，というのも特徴的である．これらは1歳半頃からみられる語彙の爆発的増加に関係することといわれている．みほさんの場合はビデオや絵本，周りから教えられて語彙が増えていったようで，急増期は特になかった可能性がある．

文　献

1）小椋たみ子：日本の子どもの語意発達の規準研究―日本語マッカーサー乳幼児言語発達質問紙から．京都国際社会福祉センター紀要 24：3-42，2008.

2）Kamhi AG：The elusive first word：The importance of the naming insight for the development of referential speech. J Child Lang 13：155-161, 1986.

3）Kaminski J, Call J, Fischer J：Word learning in a domestic dog：evidence for "fast mapping". Science 304：1682-1683, 2004.

4）Markman EM, Wachtel GF：Children's use of mutual exclusivity to constrain the meanings of words. Cogn Psychol 20：121-157, 1988.

5）小寺富子，倉井成子，佐竹恒夫（編著）：国リハ式＜S-S法＞言語発達遅滞検査法検査マニュアル．改訂第4版，エスコアール，1998.

6）Fishman I, Keown CL, Lincoln A, et al.：Atypical cross talk between mentalizing and mirror neuron networks in autism spectrum disorder. JAMA Psychiatry 71：751-760, 2014.

7）Oller DK, Eilers RE：The role of audition in infant babbling. Child Dev 59：441-449, 1988.

A 記憶

B 感覚（聴覚・触覚）

C 認知

D 言語・コミュニケーション

E 注意・実行機能（セルフ・コントロール）

F 構成行為・運動

G 対人心理

D 言語・コミュニケーション

9　文字の習得

▌みほさんより

■ 文字を認識した頃

　私の文字の習得がいつだったのか自分なりに考えると，母がカードを作ったので読みを始めたのが，2歳半か3歳になったころのように思います．毎日漢字カードは10枚くらいだったかな，日に三度くらい練習していたと思います．練習はどれもこれもちょっとした時間でしたが，毎日欠かさずしていました．母以外の人に文字を教えてもらったのは，年中さんの終わりか，年長さんの頃だと思います．

　漢字のカードを見始めたのは，2歳半ごろですが，平仮名は，なんとなく知っていたように思います．それは，絵とは違うものだな．記号のようだ．母親はそれを声に出しているようだ．これは，母が絵本を読んでいる時に感じた事でした．小さい時の絵本は，字が少なかったと記憶しています．だいたい，2歳ころというのは，母親も姉も同じ本を読むと同じような音を出していたと記憶しているからです．同じ絵本を読んでいると絵と声の音がいつも同じなのでわかりました．五十音を知らなかったこのころは，平仮名とは認識していなくて，記号があるようだ位の感じで，平仮名を見ていたように思います

　誰も証人はいないけれども，自分では全部の五十音を知っていたように思います．うーん，2歳の頃は全部ではないかもです．でも，意味を知らなくても，知っていたことは事実です．その後も，母とは毎日漢字カードの練習をしていました，母がカードを見せて読み，私がそれを復唱するという練習でした．これは，小学校の5年ころまで続けていたように思います．

■ 絵と文字のマッチング練習

　小学校入学前は，漢字カード，平仮名と絵をマッチングする練習，みかんという文字とみかんの絵のマッチング，りんごという文字とりんごの絵のマッチング等をしていました．みかんを例にすると，一塊のみかんという文字とみかんの絵がマッチングできると，一塊のみかんの字は，バラバラにされ，み，か，ん，という字になります．それを一塊の字にしていく練習もしました．この練習は，先生について教えていただきました．でも，この先生との練習は長くはなかったように思います．でも，母が同じようなものを作り，練習はしていたように思います．

　小学校の入学前に，平仮名と絵のマッチングの練習は無くなったように思います．

　この字と絵のマッチングの少し後だったと記憶していますが，磁石の五十音表が家に現れました．五十音表の列にそれぞれを自分でならべていくものでした．磁石だったのでずれたりすることがないのでストレスフリーな物でした．年長さんの中頃だったかな．

このひらがなのマッチングの練習は，五十音の磁石の表に，あ行からわ，を，ん，までを表の上に並べていくものでした．五十音それぞれが磁石だったのでつなげて遊ぶのも楽しかったです．そうそう裏側は数字でした．並べるのがとても楽しかったのを覚えています．私の五十音表の並べ方は，あ行から順に並べていくのではなく，手に取った文字を五十音表に入れていくというやり方でした．だから，母親は本当に五十音を理解していると思っていなかったのではないかと思います．ただ記号合わせをしていると思っていたのではないかと思います．五十音順に「あ」からは置いていませんでした．順番通りに置くようになったのは，「『あ』から順番に」と教えてもらってからのことです．

音読と日記を始めてから

小学校に入ると，私に母が始めさせたのは音読と日記をつけるという事でした．音読を始めたきっかけは，宿題に「読んだ本の記入」の表があったからという事でした．

日記は先輩のお母さんから聞いて始めたと母は言っています．音読は五十音の絵本のようなものを活用していました．学校から配布されたものです．その頃は，母もわたしが文字を，本当に読めるのか，母自身もよく分からなかったのではないかと思います．教科書を音読する宿題はありません．なぜなら教科書は配布されていませんでしたから．特殊学級は，同じ学年の人が持っている教科書を，渡されてはいませんでしたから．本読みに使ったのは，教科書の代わりに渡された絵本のようなものでした．何でもよいから本を読む．そして読んだ本の名前を渡された表に記入する，それが宿題です．

その配布された絵本を，母は音読の練習に活用していたのだと思います．その本は，五十音の一音が詩のように書いてあるものでした．

その内容に，意味があるとか考えていなかったと思います．なぜなら，「あ」は青の「あ」みたいな感じだったような，簡単な短い文だったからだと思います．

文字を書くこととタイピング

音読タイムと毎日の日記で私の文字，平仮名は完璧とまではいかないものの読みに対しては困らないと思っていました．しかし，書くことは小学校1年の段階では，母が書いたのをなぞりながら書いていたような気がします．書くことについては，長い時間母の手を借りていましたが，少しずつ手を離れているのが現状です．私は，今もすぐに結果を出すことは，生活スキルでも難しいです．でも，少しずつ積み重ねてきて今があります．きっとこれからも一つ，一つ積み重ねていくのだろうと思います

私がタイピングをするようになったのは，小学校の時に教頭先生に薦められたからだと思います．今よりずっと書くことができていなかったし，誰かの手が体に触れていないと字が書けなかったから，先生がワープロなら一人でも打つことが，出来るようになるかもしれないと教えてくれました．それと同じ時期に，両手を使う練習にもなるからと，ピアノのレッスンも薦められました．2，3年の中断はありましたが，今も続けています．

A　記憶

B　感覚（聴覚・触覚）

C　認知

D　言語・コミュニケーション

E　注意・実行機能（セルフ・コントロール）

F　構成行為・運動

G　対人心理

1 ｜ みほさんへの質問

Q1 2歳の頃，五十音を知っていたというのはどういうことですか？　もう少し詳しく教えてください．

みほさん　2歳上に姉がいます．姉の勉強のためか，五十音表が貼られていました．同じようなものがいとこの家にもありました．その頃は五十音表とは理解していなかったと思いますが，記号として覚えていたように思います．だから，私が記号として認識していただけのことを，一般的には知っていたとはいわないのかもしれません．ただ，記号として頭にあったので五十音を覚えるのに時間はかからなかったと思います．でも，書けないし声に出して読むことができないので，それは信じてもらうまでには時間がかかったけれども．

Q2 漢字カードの復唱ですが，できましたか？

みほさん　漢字カードの復唱が全くできなかったとは思っていません．しかし，難しかったように思います．はじめの頃は，何をやっているのかもわかっていなかったように思います．練習する仕方を何度か教わるうちに，同じようにするということがわかったように思います．母は，いわれたことは自分の時間を犠牲にしても，私に付き合ってくれるので，たくさん練習をしたのだと思います．復唱も練習を重ねていくうちに，できるのがあったのではないかと思います，褒められた記憶があるから．

Q3 漢字カードの訓練ですが，その後，漢字を習うようになってその訓練は役に立ちましたか？　どんなふうに役立ちましたか？

みほさん　役に立ちました．漢字が難しいとか読めないとか，苦手意識をもつことなく，受け入れることができました．書くときは，止めやはねなどはできないし，上手く形を作れず散々な思いをしましたが，読むことには苦手意識はありませんでした．

Q4 文章を読むときに，縦書きと横書きで読みやすさに違いがありますか？　また，文字の色で違いがありますか？

みほさん　今はどちらでも読めますが，縦書きを幼少期から目にしてきたので，初めて横書きに出会ったときはとても難しく感じました．しかし，縦書き，横書きは，慣れていくように思います．書くときは横書きが多いので慣れですかね．小中学校のときは，間違うと赤い色で直されてばかりいたので赤に拒絶がありました．それとは別に考えると，読みやすいのは青色だと思います．緑も好きですが，読みやすい訳ではありません．

Q5 文を読むとき，「猫はニャーニャーとないた」の場合「猫は」「ニャーニャーと」「ないた」と分けて読んでいましたか？　それともほかの方法ですか？

みほさん　分けて読んでいませんでした．句読点がある場合は，それを目印に読んでいたように思います．絵本などは，空白があるのでそれをみながら読んでいたように思います．だから，先生と訓練（注：構音訓練のこと）を始めた頃，先生が斜線をひいて，そこで区切るように読む練習（音読）を始めたときは，驚いたと同時にわかりやすくもなりました．それからは，区切るようになったように思います．

Q5-1 いっぺんに読んだ場合，意味はどのようにわかりましたか？　単語の意味から組み立てましたか？　それとも一つの絵やイメージが湧きますか？

みほさん　映像かな．それを文と照らしあわせる．写真みたいに勝手に色までついている．

Q6 文の読み方は，年齢とともに変化しましたか？

みほさん　上でも書いたように音読をするときは，区切って読むようにしていると思います．黙読の場合は，あまり気にしていないように思います．そのため行を飛ばして読んでしまうときもありますが，学生のときとは違い，内容を詳細に書くとかがないので困ってはいないと思う．内容は，把握できていると思うから．

Q7 書くときは頭のなかに文が文字の形であるのですか，それとも話し言葉であり，それを文字に変換するのですか（例えば，「猫」は頭のなかに猫の視覚的イメージがあり，そこから「猫（漢字）」や「ねこ（平仮名）」に変換するのですか）？　タイプをするときはどうですか？

みほさん　猫（漢字）の形が大雑把にみえてくる→右側の形とか，漢字を完成させようとしています→そこで終わり，平仮名をイメージすることはないように思います．漢字を書きます，といわれたら，その漢字のみを考えてしまいます．
　タイピングのときは，漢字よりも早く neko を打とうとしています．そして自然に猫と変換しています．

2　お母さんへの質問

Q1 漢字カードを始めた時期ときっかけを教えてください．

お母さん　「何かをしないといけない」という私の思いから，療育教室で運動とともに漢字カードをやっていたことが始めたっかけです．たぶんそこでやっていなかったら，漢字を教えるということはしていなかったように思います．通い始めた時期は，2歳半の頃からです．

Q1-1 具体的な方法（1日何枚，何回，具体的なやり方，もし覚えていればどんな単語かも）を教えてください．

お母さん　5枚のカードを，素早くみせる．カードの字を私が読んで，みせる．最初の頃は，1日3回くらいだったと思いますが，3年たった頃は1日6回くらいやっていたように記録してありました．最初のほうは「目・口・耳」，そこから「赤・青・黄・緑」，「海苔」・「人形」と記録してありました．

Q1-2 みほさんの反応はどうでしたか？

お母さん　椅子に座り嫌がらずにみているときと，何度促してもやりたがらないときがありました．同じように漢字を読むこともありました（読んでいるように聞こえた）．

Q1-3 漢字カードはいつまで続けましたか？

お母さん　小学4年生頃まで続けていました．

Q1-4 そのほか，関係することは何でも教えてください．

67

お母さん　そのカードを使ってのカード取りゲームみたいなこともしていました.

　　　　　読み聞かせ用のテープを使用して，聞く練習もしていました．1 ページが読み終わると，ページをめくる音楽が鳴るのですが，みほはなかなかページをめくることができませんでした．そのため，本の内容を本当に把握できているのか，私もわかっていませんでした.

Q2 文字カードと絵のマッチングについて，始めるきっかけと時期を教えてください.

お母さん　友人の紹介から．多分，幼稚園の年長か，年中の終わり頃から，小学校の 1 年生くらいまでだったと思います.

Q2-1 具体的な方法を教えてください.

お母さん　文字を覚えることをしていたと思います．「文字が読めることで，パニックになることなどが減らせる」と教えていただきました．物の名前と「絵」のマッチング．マッチングができるようになると，文字をつなぐ練習．例えばみかんの場合，みかんの文字とみかんの絵をマッチングする→みかんの文字を「み」「か」「ん」に分けて，自分で「みかん」にできるようにする．塗り絵でみかんに色をぬる．これは，できなかったし嫌がりました．クレヨンは渡してやらないと，自分から塗ろうともしませんでした．書くこともやったように記憶しているのですが，内容について覚えていません.

Q2-2 みほさんの反応はどうでしたか？

お母さん　一人で座ることを嫌がり，私の膝に座り，取り組んでいたように思います.

Q2-3 いつまで続けましたか？

お母さん　小学 1 年生の 12 月には続けていた記録が残っています．3 月末までだったか？記憶が定かではありません

Q2-4 そのほか，関係することは何でも教えてください.

お母さん　五十音のマグネット盤が気にいっていました.

Q3 就学後の読み書きの学習について，就学時点でできていたことは何ですか？

お母さん　五十音を並べること．数字を 50 まで並べること．時計を読むこと.

　　　　　就学児検診のとき，プリントに答えを記入するのは，全部書いていました．そのときの担当の先生からも，支援学級の個別の面接のときに，書いたことを伝えるようにといわれました．しかし，支援学級の先生にそのことを伝えましたが，その場では全くできなかったのでスルーされて終わってしまったと思い出しました.

Q3-1 就学後にできるようになったこと（いつ，何が，何をきっかけに）を教えてください.

お母さん　・小学 1 年入学から音読：学校から，あいうえおの絵本を配布され，それを帰宅後毎日読むことにしました．それで，娘の発音を私がわかるようになりました.

　　　　　・日記を書く：先輩の方から教えていただいて．初めは連絡帳から楽しかったようなことを抜粋し，なぞり書きをしていました．そのうち私との会話が成立するようになり，日記を自分で書けるようになっていきました．高学年で，ワープロの練習を始めました．字を書くのに時間がかかっていたし，体に触れていないと書けなかったので.

A
記憶

B
感覚
（聴覚・触覚）

C
認知

D
言語・
コミュニケーション

E
注意・実行機能
（セルフ・コントロール）

F
構成行為・運動

G
対人心理

3 | 神経心理学的見地から

1. 定型発達の文字習得（表1）

通常，文字の習得は話し言葉の基礎が一通りできた4歳頃から始まる．「ねこ」が何を意味するかわかり，「ねる」の意味もわかり自分でも使えるようになった後で，猫の「ね」と寝るの「ね」が同じ音であることに気づくようになる．そして，それぞれの意味と離れて抽象的な「ね」という音があること，その音が「ね」という文字で表せることを学んでいく．しりとりができるようになるのもこの頃からで，それは「ねこ」が「ね」と「こ」に分かれ，最初の音（モーラ）が「ね」，最後の音が「こ」であることがわかるようになるからである．この音（モーラ）についての知識は音韻意識（音韻認識）とよばれ，文字の習得の基盤となる．

一方で，子どもは本や文字について音韻意識よりも前から，さまざまな経験を通して学んでいる．本はページをめくるもの，本には文字が書いてあって，それはどうも話し言葉と関係があり，上から下に，あるいは左から右に読むらしいことなどに気づいていく．これは，プレリテラシーとよばれている．

文字の習得は視覚的記号（仮名や漢字）と音とのマッチングが成立して音読が，意味がわかって読解ができるようになる．平仮名は，多くがモーラと文字とが一対一の関係でわかりやすいので最初に習得される．平仮名の大半は5歳までに読めるようになるが，「しゃ」などの拗音，促音「っ」など一対一関係でないものは特殊モーラとよばれ，習得は小学校に入ってからとなる[1]．

2. みほさんの文字習得（表1）

みほさんの場合は，お母さんとお姉さんが絵本を読むなかで，プレリテラシーが獲得されていった．「五十音表は読めないし，書けないけど話し言葉と対応している記号のようなものと分かっていた」と述べている．これは定型発達に準じている．

他方，2歳半頃から毎日お母さんが漢字カードをみせて音読し復唱を促すことは，通常の育児では行わない．みほさんは重度の構音の障害（発達性発語失行）を合併していることもありエコラリアもなく，復唱は困難であったと思われるが，「褒められたこともあった」ということなので時に模倣はしたのだろう．この経験もまた，音と文字が関係していると理解するのに役立ったに違いない．しかし，ここではまだ文字と意味との結合はない．

5歳の中頃から絵カードと文字カードのマッチング訓練が導入され，意味との結合が始まる．このときにすべてのものに名前があることに気づいていたとのことである（D-8）．その後，仮

表1　仮名文字の獲得

	定型発達	みほさん
2歳	プレリテラシー	プレリテラシー 漢字カード：音対応開始
4歳	音韻意識（音韻分解，音韻抽出）	
5歳	平仮名の読み	絵：平仮名マッチング
6歳	平仮名の書字	絵：平仮名合成
7歳	特殊音節の読み書き	平仮名音読

名文字単語の合成訓練が導入され，音（モーラ）と文字の一対一関係が確立される．いわれた音に対応する文字を選んで五十音表に置くことが就学前にできていた．

　みほさんは小中学校の頃は，教科書のページを写真のように丸ごと覚えることができていた，とのことであった．現在でも1ページの文章を読むのがとても速い．そして一字一句ほとんど違わずに再生できる．文は文節に区切って意味と結びつけるのではなく，文全体から映像が湧いてきて意味となるとのことである．

　小学校1年生から始めた日記は書くことのみならず，発話が著しく制限されていたみほさんにとっては表現する手段として極めて大きな意味をもった．日記は形式も一定しており毎日行うことで，みほさんにとってはわかりやすかったに違いない．また，お母さんがお便り帳からその日したことを抜粋してなぞらせ何を書くかを具体的に教えることで示し，一方でお母さんがみほさんのいっていることを理解したうえでそれに関連する質問をしてみほさんが答えることを経て，書くことができるようになり，やがて一人で書けるようになっていった．しかし，なぜか自発的に好きなことを書くことは少なく，日記，宿題の作文，卒業研究などの機会を得て書いている．今回も同様で「お題」があって初めて書くようである．口頭言語と同様，あるいはそれ以上に書かれた文章で文法的な間違いなどはみられない．

　自閉症スペクトラム障害独特と考えられる部分もある．文字の読みやすさが文字の色に関係している点，特に赤で修正されたネガティブな経験から赤い文字への拒否感などが強く残っている点などである．また，文を読むときに一般に初期は意味の単位，文節ごとに区切って意味への変換を行いながら読むことが多いが，みほさんの場合は「句読点を頼りに」といっているので，自発的な意味をとりつつのプロセスではなかった可能性がある．しかし，教えるとすぐに採用でき，そのほうがわかりやすいということだったので，全く別のプロセスで完結しているわけではなさそうである．

文　献 ···
1）島村直己，三神広子：幼児のひらがなの習得：国立国語研究所の1967年の調査と比較を通して．教育心理学研究42：70-76，1994．

A 記憶

B 感覚（聴覚・触覚）

C 認知

D 言語・コミュニケーション

E 注意・実行機能（セルフ・コントロール）

F 構成行為・運動

G 対人心理

Ｄ 言語・コミュニケーション

10　構音〜苦手な音の発音〜

みほさんより

■■ みんなのように話したい

　幼少期から言語訓練を受けるまで，またそれ以降も自分が出している言葉の音を，まわりの人たちと同じ音だと思っていました．いえ，そう思い込んでいました．

　しかし，みんなと同じように話せていない事もわかっていました．それは周りの人とやり取りが言葉ではできていないように感じていたし，「なんて言っているかわからない．」とか，それに近い言葉を耳にしていたことが多かったからかもしれません．「みんなのように話したい」とずっと思っていました．すらすらと話せる周りの人たちがうらやましくそう思ってきました．

　私の言葉は，小学一年生の時から母と練習をしながら獲得した話し方で，一音一音ずつ音を発する話し方でした．だからずっと長い間「みんなのようにスラスラと話したい」と思っていました．そして周りの人たちにずっと言っていたのは，「スラスラ話したい」という意味で「みんなのように話したい」と伝えていました．周りの人たちは，私が言葉を喋れていないと自分で理解していて，みんなのように話したいと言っていると思っていたようです．その時点で自分の発している音を分かっていなかった私は「スラスラ話す」ことが希望でした．私と周りの人との考えに相違はあるが，言葉を練習したいと思っていたことは間違いではないので，藤原先生との出会いはとても嬉しいものでした．

■■ 自分の声を聞く

　訓練を受け始める前の私は，自分の発している音に全く無関心でした．そのため，自分の発している音に全く関心がありませんでしたから，自分の発している音を聞く事もありませんでした．自分の声を聞いていなかったのです．

　でも，この1, 2年自分の音に少しずつ，注意を向ける事が出来るようになってきているように思います．言語訓練の最初の頃から，自分の発している音を聞くようにと指導を受けてきていましたが，なかなか音まで注意を向けることが出来ませんでした．

　なぜなら，訓練は口のあけ方，空気の出し方，舌の位置や舌の形のなど注意を向けなければいけないところが本当にたくさんあります．慣れないと一つ一つに注意をしなくてはいけないので，自分の音に気を付ける余裕などありませんでした．それに加えて文字の音を整理されていない引き出しから探すのにも時間を要していたからです．

　最近「ほとんどの音が出せるようになっているから，毎日5分でいいので話す訓練をしてね.」と言われています．ほとんどの音が出せているという事が私の喜びと，活力になった事

はいうまでもありません．努力は必ず自分に返ってくるという証明になったと，自分に自信を持つことが出来ました．同時に，音を聞くことも出来るようになったと思えます．

　訓練の日に，先生から両耳をふさいで自分の音を聞いてみるように促されました．その時初めて自分の音を聞き愕然としたことを今でも記憶しています．先生の発している音と自分が出した音が違うのです．初めて気づいた自分の本当の音に，今までの訓練の歳月を改めて実感したのと同時に，長い間私の事を見放さずに訓練をし続けている先生に感謝しかないと気づかされた時でもありました．

■ 苦手な音のときは緊張する

　日常では自分の音を注意するまで，気が回りません．しかし，練習の場では，言葉のみに集中できるので，自分の音に気を付けることが出来るようになってきているのだと思います．苦手な音があるカードを見た時，体に力が入るのと同時に，ここから去りたいという感情が出てきました．でも，今は逃げたいと思わなくなりました．なぜなら訓練を通して，自分の音に気が付き，初めの音に注意することで，伝わりやすくなってきていると，実感することも増えてきているからです．ちょっと前までは，どんなに「今は練習だから間違ってもいいんだよ．」と言われても完ぺきにしたいという変な意地のようなものがありました．言葉を発するときは，したくない，逃げたい，体は緊張するし，発する音は自分の思った音ではないとわかっているので，いちばんイライラが募る時でもありました．

　緊張から別の音が出てしまうのかその仕組みがよくわからないけど，出来ない音があるとわかると，本当に体全体が緊張していました．でも，毎日練習をしているから，出来るという気持ちが少しだけ芽生えてきているのも事実です．

　まだ土の中から頭を出すこともない芽ですが，練習をしていけば，みんなのようにスラスラでなくとも，母の通訳を必要としないで話すことが出来るように，今後も努力をして成長できればと思っています．

■ 頭のなかの音を探す

　私の頭の引き出しには，音がたくさんあります．でも，どの引き出しに必要な音が入っているかが，まだ，自分自身で分かっていません．文字が，まだまだいたるところにぶらさがっていたり，散らばっています．それと同じように，音もあちらこちらに飛んでいて整理がされていない状態です．これを整理するにはまた数年の練習が必要なのでしょう．

　しかし，以前より文字を見ての練習では，必要な音を少し正確に出せるようになってきていると思います．会話になるとまだまだ力を出すことはできませんが，最初の音をきちんと出す努力はしようと思っています．

　私の頭のディスプレイ画面に表示される文字も，訓練を始めた時よりずっと多くなってきています．訓練のおかげで処理の量もアップしていると自信を持つこともできました．

■ 頭のなかのディスプレイ

　最後に頭の中のディスプレイについて少し書きたいと思います．

　例えば質問で，「どこの大学ですか？」と聞かれた場合

　　頭の中：どこの大学ですか？

　　頭の中：○○○○大学

A
記憶

B
感覚
（聴覚・触覚）

C
認知

D
言語・コミュニケーション

E
注意・実行機能
（セルフ・コントロール）

F
構成行為・運動

G
対人心理

と漢字が浮かびます.

それを言葉として言おうとすると音声にしなくてはいけないので

　頭の中；●●●●だいがく

とひらがなに変換しながら音声を探していきます.

　面談形式の訓練では,気持ちが少しだけ慣れている場所でもあるので,落ち着いて音声を探すことが出来ます.でもここでも苦手な音声だと思うとなかなか正確な音声を導くことが出来なくなります.

　ましてや日常で使用するとなると,緊張と自信がないために,口さえも満足に開けることが出来なくなってしまうのが現状です.音声を探すこともなかなか難しく,正確な音声にならない事が多々あり,修正を重ねているうちに相手も次に移るので,母の通訳を必要としているのが現状です.「発音はできるよ」と言われても日常生活ではまだまだ困難であるというのが実感です.日常生活は,変化が大きく緊張することがあり過ぎて,言葉の所に注意を集中できない事も原因なのかもしれないと思っています.

1 ｜ みほさんへの質問

Q1 小学校1年のときに始めた,話すことの練習とはどんなものですか?

みほさん （本読みの宿題でお母さんが読んで,）音が聞こえて次にママが文字を指差したから音と文字をそこでマッチングさせていた.その形で頭のなかに貼っていった.

Q2 頭のなかでは五十音表のように文字と音とが整理されていますか?

みほさん 音は音でそれぞれぶらさがっていた.これは多分,今思うと覚えた順番にぶら下がっていたのかも知れない.本の通りではなくて音と文字がマッチングできたものをそれぞれ引出しにいれていった.

Q3 自分がしていることを自覚（モニター）できるようになったのはいつですか? 発音の練習が最初ですか? それとも,ほかのことですか?

みほさん 先生と言葉の練習を始めて数年ぐらいして私も大学病院が平気になった頃.先生が「頭に（音を）思い浮かべる」っていって,少しずつ思い出すようにすると文字が浮かぶようになった.

Q4 「発音できない音だ」ということがどうやってわかるのですか?

みほさん 先生と練習していて,先生が「この音は難しいね」とか「もう少し練習だね」といったので.

Q5 「お茶」や「ねんね」はスムーズに言える言葉ですが,それは頭のなかではどのようになっているのでしょうか?

みほさん 別のルートがある.このルートは緊張も何もなく自然に声がでる.これらをいうようになったのは「お茶」が中学か高校,「ねんね」は中学のとき,眠たいと休みたいという意味で使っている.

Q5-1 「いいこー」や「お茶」は別ルートとのことですが,これはどうやって発音できるようになったのですか?

みほさん　とても自分にとって嬉しかったことが原因かと思います.

　　お茶も自分の行動をほめてもらったことが，すごくよい感じに残っています. 一人で買うことができた最初のほうの物だったように思います. 怒られずに買い物ができたのだったと思う. いいこも同じで褒められるときに，よく「いいこ」っていってもらえていたように思います. だから緊張しないで自然といえるのだと思います.

　　ほかの発音はそのときに考えて声を出すから緊張してしまいます.

　　「お茶」や「いいこー」はスムーズに発音しますが，必要としない場面でも，発語してしまいます.

Q5-2　今はこのルートは使えますか？

みほさん　このルートを使う必要がなくなってきています.

　　それにこのルートは，スムーズに発音ができるけれども，コミュニケーションのときには誤解を受ける場合があります. お茶がほしくないのに，ほしいと思われたりすることが多々ありました.

Q6　年長さんのお泊まり会の後，お母さんの質問に答えて初めてしゃべったとお母さんから聞いています. それまではどうして話さなかったのですか？

みほさん　お泊まり会で同じ年の人がお話しているのを聞いて，私も話したいと思ったのは事実です. でも，どうして話せるようになるかはわからなかったです. でも，ママが質問したときは楽しいという気持ちがいっぱいで伝えたかったです. 3〜4歳頃，母子通園で言葉がいえないと言われたり怒られたから言葉をシャットアウトした，言葉の蓋を閉めた.

Q7　「最初の音をきちんと出す努力」とは具体的にどんなことをしているのですか？

みほさん　初めの音は大きな声でいうつもりでいる. 今みたいに長い時間話していると忘れてしまう. きちんと頭に指令を出すようにしてます. 気合いを入れて.

2 ｜ お母さんへの質問

Q1　喃語はありましたか？

お母さん　1歳の頃の母子手帳をみると，あまり声を出さないので言葉が遅いように感じていると記載してありました. 喃語があったのかちょっと思い出すことができません. 思い出すことができないほど，声を出していなかったのだと思います.

Q2　授乳，離乳食で違和感があったことがありますか？

お母さん　母乳を飲ませているときは，吸い方が弱いように感じていました. 途中から母乳の出も悪くなり混合になっていきました. いつ頃から混合になったのか忘れてしまいました.

Q3　みほさんが初めて会話したお泊まり会のとき，発話は「お茶」のようなスムーズな発話でしたか？　それとも母音のみの区切った今のような発話でしたか？　それとも別な発話でしたか？

お母さん　区切ってはいなかったように思います. スムーズであったように記憶しています

A
記憶

B
感覚
（聴覚・触覚）

C
認知

D
言語・
コミュニケーション

E
注意・実行機能
（セルフ・コントロール）

F
構成行為・運動

G
対人心理

が，それは私の願望でしょうか．スムーズであったように記憶しています．

　普段，ほとんど言葉というか，声を出していなかったので，「静かにしなさい」と声を掛けるのではなく，「座っていてね．そこにいてね」という声掛けが多かったように記憶しています．静かなので，気配を消してスーッと移動していても気がつかなかったということが多々ありました．多動で言葉の少ない子どもでしたから，帰宅してからの言葉がすごく印象的に残っていたのだと思います．

Q4 みほさんの発音の仕方は小学校のときから変わりませんか？　それとも変わったところがありますか？

お母さん 発音の仕方が，とても変わったように思います．小学校の頃は，「わたしは，いえでいぬをかっています」というとします．みほの発音は「わ**あた****あ**しいは**あ**，」みたいに母音が強く残っていて，それを除きながら通訳をしていたように思います．太字部分が強調されていて，赤字の音はよく聞き取れなかったように今になって思います．それと，たまに，全く関係のない音も入ったりするので，それ等も除かなくてはいけませんでした．今の話し方は，太字の母音が昔よりも入らなくなったので，以前より聞きやすくなりました．しかし，独り言を言っているときは，はっきりとした声を出しているのですが，話すときは声が以前より小さくなったような気がします．発音は明瞭になってきているように思います．近頃では何度かお会いする方は，みほの話し言葉を理解してくれる方もいます．本人が発音の間違いに気づき，一人で修正するようになりました．

3 ｜ 神経心理学的見地から

1．定型発達児の構音の発達

　生まれてすぐに泣くことはできるが，意図的に声が出せるようになるのは生後2か月，そして摂食のための舌の運動とともに生後5〜6か月頃から母音，生後7〜8か月頃には子音が構音できるようになり「ババババ」や「ダダダダ」などの意味を伴わない発話，基準喃語が出てくる．声をコミュニケーションに使うようになるのは生後8〜9か月くらいからで，1歳前後に「ママ」とか「マンマ」など意味のある発語，初語がみられる．

　構音の発達はその運動の複雑さに応じて，母音，/m,b,p,n,t,d/が早く，奥舌音の/k,g/がこれに続き，/s,z/などの摩擦音や/r/などの弾音は幼児期後期に獲得される．最初は「バナナ」を「ナ」だけいうなどのワードパーシャルがみられることも多い．一方で，曖昧な構音で語全体を発話することもある．

　構音能力が発達するにつれ，より長く正確に発話できるようになる．「りんご」は/ringo/という一つのまとまりとして意味と結びついていたのが，4歳頃から「りんご」を/ri//n//go/という三つのモーラに分け，/ri/は「りす」の/ri/でも使われるというように意味と独立して認識できるようになる（音韻意識）．構音器官に器質的な異常がないのに「ロボット」を「どぼっと」，「せんせい」を「しぇんしぇい」などと発音するなど「ラ行」や「サ行」が上手く習得できないものを機能的構音障害というが，この場合の訓練を行うのは「ら」や「さ」などの抽象

的な音の存在を理解する，つまり音韻意識ができ，かつ，自分の行動のモニターができるようになる4歳過ぎからである.

2. みほさんの構音の発達

1）発達性発語失行とは

　発語失行とは成人の脳損傷による症状の一つで，いおうと思っていることは想起されており，また，麻痺や失調など構音を困難にするような運動障害がないにも関わらず，構音が思うようにできない障害である．あるときは正しく発音するのに，また別なときは間違える．その間違い方にも一貫性がない．発達性発語失行も運動障害がないにも関わらず，一貫性のない構音の誤りが出現する難治性の発達性構音障害である．ある音が一貫して構音できない機能的構音障害とはこの点で異なる.

　発達性発語失行の発現率はおおよそ0.1～0.2%[1]であるが，自閉症スペクトラム障害では2.4%[2]と高い．また，原因となる麻痺や失調などの運動障害がないにも関わらず，また，泣いたり笑ったりするときは声が出るのに意図的に声が出せない場合は発声失行，更に，自然状況下ではできるのに「口を開けてください」や「咳払いをしてください」といわれるとうまくできない場合は口腔顔面失行とよばれる.

2）当初のみほさんの構音

　みほさんはもうすぐ小学校6年生になるというときに自分から「話せるようになりたい」と希望して，かかりつけの臨床心理士から紹介となり構音訓練を目的に来られたのが最初の出会いである．当時は大学病院の外来で人の出入りも多く，今思うと緊張のあまり，椅子に座っていることも難しく，構音訓練どころではなかった．発達性口腔顔面失行，発達性発語失行があり，発声はある程度可能であるが，発声持続は難しい状態であった．一方で奇声のような発声では発声持続時間は十分長く，また独り言のように「いいこー」とスムーズな発話があり意図的構音と随意的構音に乖離がみられ，発達性発語失行と判断した．お母さんの通訳で話すときはほぼ不明瞭な母音で，音節ごとに区切って話していた.

3）みほさんと成人の発語失行の違い

　成人の発語失行は構音プログラミングの障害と考えられており，例えば「バナナ」の一連の構音プログラミングが使えず，音節ごとにプログラミングするので「ば・な・な」となると考える．実際にはその構音プログラミング能力の改善に伴い「ばな・な」のように必ず一音節ずつではなく，不規則に区切ることが多い．みほさんの場合は常に一定のリズムの音節化構音である．初期には母音部分が長かったようでお母さんはその部分を除いて聞いていたとのこと，これは発語失行にもみられる音節化構音の一つ，母音の引き延ばしであるが，次の構音を準備するのに時間を要したためと考えられる.

　成人の発語失行と異なるもう一つの点は，成人では音韻経由で仮名文字は関与しないが，みほさんは仮名文字から音を探すという点である．しかも，小学校1年生の頃に行ったお母さんとの音読学習で仮名文字と音をマッチングして，覚えた順に引出しに入っており，五十音表のように整理されておらず，探すのに手間がかかるとのことである．確かに長く話す場合，文を平仮名に変換して保持するとしたら忘れてしまうことが起きるのであろう．また，成人の発語失行では聴覚的フィードバックが保たれており，自分の間違いに気づき自己修正して改善して

いく．しかし，みほさんの場合は自分の声をフィードバックするという私達にとっては誰に習うこともなく備わっている機能が教えてもらい努力しないと使えない状況にあり，自己修正するまでに時間を要した．舌の位置や鼻音などについてヒントをもらいながら構音の仕方を定着させる方法で習得したため多少の歪みはあるものの，ほとんどの音が出せるようにはなっている．しかし，みほさんもいっているように，これを会話で使うのにはまだ練習が必要な状態である．

文　献

1）Shriberg LD, Aram DM, Kwiatkowski J：Developmental apraxia of speech：II. Toward a diagnostic marker. J Speech Lang Hear Res 40：286-312，1997.
2）Shriberg LD, Strand EA, Jakielski KJ, et al.：Estimates of the prevalence of speech and motor speech disorders in persons with complex neurodevelopmental disorders. Clin Linguist Phon 33：707-736, 2019.

Ｅ 注意・実行機能（セルフ・コントロール）

11　注意機能

みほさんより

■ 初めての場所は苦手

　私はたぶん，注意機能に大きな課題を持っている自閉症スペクトラムなのだと今回の質問に答えていて思いました．

　幼少期から初めての所は凄く苦手だったように思います．例えばスーパーマーケットに行くとします．私は「抱っこをして」と，態度でしめしたように思うのです．初めての所は，不安と恐怖からなのか，歩くことも辛かったように記憶しています．安心が持てるまでだれかにおんぶや抱っこをしていてもらいたかったのです．そのような気持ちだったので，まわりを見るような余裕はなかったのかもしれません．

　そしてその場所に慣れてくると，今度は自分の好きな場所を見つけようと動き回ったりしていたように思います．これは2歳から3歳半頃の事を書いています．

■ 周りが気になって落ち着かない

　小学校の支援級時代は，何時も音がしていて落ち着かなかったです．居場所を見つけることが教室内ではできませんでした．辛いと伝える手段がないのでひたすら脱走を繰り返していたと思います．音が多いと集中もできないし，先生が何を伝えているのかもよくわからない状態だったと思います．今だから言えるのは，音の大きさが同じだから聞き取りにくく分からなかったのだと思います．通級が始まり勉強をするようになると，先生の説明する声がはっきり聞き取れるようになりました．そのわけはたぶん支援級の先生が付き添ってくれている安心感と，教室の静けさであったように思います．

　中学に行き，試験が始まると急に蛍光灯の光や鉛筆の音が気になる事が多々ありました．そんな時私の様子から，何かを感じて母が背中などをポンポンと叩いてくれました．試験中は言葉を発してはいけないので，言葉で私を注意することができません．そのために，ポンポンと，叩いてくれたのだと思います．それで試験問題に戻ることができるのですが，パッパッと答えが出ずに考えるようになると，また気になってしまう事が良くありました．

　前の授業時間の事が気になり，落ち着かず授業に集中できなかったときもありました．そんな時のほとんどが，失敗だったり叱られたり，注意を受けたりしたことで気持ちが不安定になっていた時が多かったように思います．それと，自分が終わりと決めたところまで終わらせることができなかったときは，切り替えができなかったように思います．切り替えが出来ないと，キャーキャーと声を出してしまうので，叱られるという悪循環を招いていたように思います．

A
記憶

B
感覚
（聴覚・触覚）

C
認知

D
言語・
コミュニケーション

E
注意・実行機能
（セルフ・コントロール）

F
構成行為・運動

G
対人心理

1 ｜ みほさんへの質問

Q1 注意が向けられる視野はどの範囲（左右，上下）ですか？　図に描き込んでください．
（図1，2）．また，注意が向けられる視野は年齢とともに変化しましたか？

みほさん　変化していると思います．小さい頃は，左右も上下も，もっとみえていなかったと
思います．

Q2 初めての場所で，注意をひくものはどんな物ですか？　何か決まったものはありました
か？　年齢とともにどのように変化しましたか？

みほさん　初めての所は，何があるのかがわかりません．初めての所で気になるものは，全部
見渡してから特に気になったものです．見知ったものがあるとそれが気になる．例
えば，リモコンとか，机の引き出しがきちんとしまっていないとか，場所や広さに
よっていろいろです．小さいときは，気になるのが見つかるとすぐに動いたけれど，
少しだけ落ち着いて考えられるときがちょっとだけ増えてきたように思える．定型
発達の人と比べたら，私の落ち着きは1歳児程度かもしれませんが．

Q3 慣れている場所では注意をひくものが決まっていますか？　それは年齢とともに変化し
ましたか？

みほさん　いつも行くところでは，注意をひくものがあっても我慢できるようになりました．
でも，1，2回では，気になるものに触ってしまいます．回数を重ねると，触らな

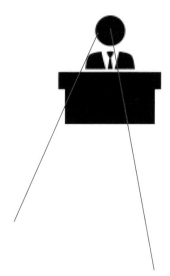

**図1　みほさんの注意が向く視
野（左右）**
みほさん：左はあまり広くはみえて
いないように思います．それは，ピ
アノの練習をしていて母が中央に楽
譜を置くけれど，練習をしているう
ちに私は右のほうに移動させていま
す．その方が見えやすいからです．
そのような理由から，上記のような
絵になりました．

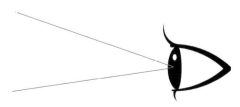

図2　みほさんの注意が向く視野（上下）
みほさん：食事中向かい側はよく見えます．しかし，
手前を見ていないことをよく注意されるので，このよ
うな感じかなと思って書きました．上が広くて下側が
見れていない感じ．自分に近いのが見にくいです．

くても平気になります．最初触っては，注意を受けるのでその影響もあるかもしれません．

　変化しています．触らないでいることができるようになったから，触らないでも平気な時が増えました．

Q4 場面場面で，何に注意を向けなければならないかはわかりますか？

みほさん わからないときが多いです．特に疲れていたりしたら全く違うところをみているときもあると思います．

　先日もこんなことがありました．自宅でピアノの練習をしていました．きちんとみてねといわれたので母の顔をみたら，母の顔ではなく楽譜をみてということだといわれました．また練習をしていると，練習しているページではなく隣のページをみていて飛ばして弾いてしまうときもあります．

Q5 幼児期，ビデオをみているときにお母さんやだれかが自分をよんだり話しかけたとき，気づいていましたか？　それは成長とともに変化しましたか？

みほさん 気づかなかったときが多かったのかな．自分ではよくわかりません．でも「何度もよんでるのに」，といわれたことはたくさんあります．「聞こえたら合図するようにしなさい」といわれたので，返事をするようになりました．ただし，聞こえたときに限りますが．

Q6 試験に集中できない自分に気づいていましたか？　もし，気づいていたらその後はどうしましたか？

みほさん 全く気づきはありませんでした．私が気づいたのは，母からの一言です．「試験中は問題用紙を読むんだよ．」

　それまでの私は，問題をざっとみて記憶をしてしまうので，あとは書くだけと思うと気持ちがそれ，ちょっとだけのつもりがなかなか試験に集中することができませんでした．それに母は気づいていたのだと思います．体を強く触ってくれました．その刺激で試験だと思いなおして集中できたことが何度もありました．字を書くときもすごく集中しないと書けないので，一つの問いに回答するとすごく疲れてしまう科目もありました．筆が進まなくなるので母にはわかるのでしょう，そんなとき体に強く触れてくれたので戻ることができました．このようなことは「不正」という方もおられるかもしれません．しかし，私の集中が途切れたときの，必要な支援でした．それは今も必要としているために，いつまでも母を解放してあげることができないでいるのですが．

Q7 先生の話すことが興味深かったり，面白かったりすると周りの雑音が気になりにくいなど，集中の度合いによって雑音の主観的大きさが変わることがありますか？

みほさん それはかなりありました．でも，とても興味があり集中したいのに，雑音が気になりなかなか集中できないときは，すごくイライラしてしまうこともありました．一度イライラになってしまうと集中することが困難になってしまうので，その話は断片でしか頭に残らないことが多かったように思います．私のそんな状態に気がつき母が体に強く触れてくれるおかげで，集中することができたことも多々あります．

A
記憶

B
感覚
（聴覚・触覚）

C
認知

D
言語・コミュニケーション

E
注意・実行機能
（セルフ・コントロール）

F
構成行為・運動

G
対人心理

集中するまでが，カギだと思います．

Q8 新しい知識を学び，今までこう考えていたけれど違うというとき，スムーズに考えを変えることができましたか？　それは年齢とともに変わりましたか？

みほさん　どうだろうか．そのことについて考えたことはありませんでした．例えば環境についての話を聞いたとします．温暖化への影響が動物へも影響するとの話を聞き，私たちが何気なく過ごしているさまざまなことが環境に影響していると学んでいるのに，そして私も共感しているのに，生活を自ら変えるという行動をとることはありませんでした．

　　話を聞いて，変えようと思ったことは自分で行動するんだということを，母に教えてもらいました．一つひとつが学びとしてあるのですが，それを生活に活用するというスキルがなかなか身についていなかったということを今回振り返ることができました．これらも年齢とともによい方向というか，よいことは少しずつ生活に取り入れられるようにもなっていると思います．しかし，気づくことへのちょっとした支援はまだ必要としている私です．

Q9 いつもしていること，例えば歯磨きの仕方など別な方法がよいということがわかったとき，スムーズに変えることができますか？　それは年齢とともに変わりましたか？

みほさん　今は，少しできるようになったように思います．周りの人からみたら，どう思われているかわからないが，切り替えができるようになったと思っています．ちょっとした小道具（タイマー）を使ったりしますが．

　　年齢とともになのか，それとも支援の内容や小道具のことが自分自身理解できるようになったのか定かではありませんが，変わったと思います．

Q10 失敗すると切り替えにくいということですが，それは年齢とともに変わりましたか？

みほさん　失敗は成功したことよりも深く残ってしまいます．でも，母から「失敗を反省するのは大切．でも，反省だけで終わらないで，なぜ反省をしなければならなくなったのか，そこを振り返るのが大事．同じ失敗を繰り返すときは，人を頼るのも手だし，小道具がないかを考えるのも必要」といわれたことがすごく気持ちを楽にしてくれました．失敗したことで自分を責めてばかりいたときのほうが多かったから，責めるのではなく振り返ってどうすればよかったか考えたり，ほかの人に助けを求めてもいいんだと思うことができるようになってきていると思います．これも年齢に伴い変わってきてることだと思います．

2 ｜ お母さんへの質問

Q1 みほさんの集中力についてどう思っていましたか？

お母さん　何かするときでも，キョロキョロしていて集中することができませんでした．鉛筆やクレヨンを持っても，持ったままになっているか，すぐ投げ出していたように思います．

　　しかし，隣に座って体や腕に触っていると，クレヨンも投げ出したりせずに，殴

り書きのような感じでしたが書いていたように思います．隣にいて，腕や体のどこかに触れていれば徐々に書けるようになっていきました．でも，触れていないと集中力はなくなってしまうのか，書くことをやめてしまいました．

Q2 みほさんに声をかけるとすぐに反応しますか，あるいは聞こえないのかと思うことが多いですか？

お母さん　すぐには反応しませんでした．わかっていないのか，聞こえていないかと思っていたこともありました．

　聞こえに関して，払拭されても，わからないのではないかと思っていた時間は長いです．しかし，少し時間をおくと行動するのがわかってからは，なぜわかっているのにすぐに行動しないのかという疑問で悶々としていたように思います．叱っていたようにも思います．日によっても反応が違うことも多く，本当によくわかりませんでした．

Q3 みほさんは物を探すの得意ですか，不得意ですか？

お母さん　不得意です．以前は，探す行為もしていなかったように思います．

　今は，ないということを，どうにかこうにか伝えてくれるようになってきました．そして，探すようになってきています．

Q4 ひとつのことから次に移るときの切り替えはどうですか？

お母さん　切り替えは本当に下手です．そのためスケジュール表を利用しています．行動を切り替えるときは，作業と作業の間に休憩時間を入れて，その時間で切り替えをしています．休憩時間を入れることが定着してきたら，作業の切り替えはスムーズにできるようになりました．

　外出するときは，事前スケジュールを提示しておきます．それとタイマーを使うと，切り替えはスムーズにできるようになりました．

　幼少期のときは，事前に声掛けをしていたように思います．でも，声掛けだけだと，伝えた私が忘れていることもあったので，私にも視覚的に分かったほうがよいと思っています．

Q5 複数のことを一度にすることはどうですか？

お母さん　難しいです．自分から見つけてすることでは，できるときとできないときがあったように思います．しかし，ほかの人にいわれたことを一度にするというのは，大変難しいです．ほかの人にいわれたことは一つでも難しいです．できないとわかっているので一つずつ，順番に提示していくほうが，私にも娘にもストレスにならずにすみます．

3 ｜ 神経心理学的見地から

1．注意機能

　一般的に注意は覚醒から連続した機能であるが，高次脳機能としての注意機能は，①どれくらい注意が持続するかである「注意の維持」，②全体を見渡す注意である「汎性注意」，③競合

11　注意機能　■ ■ ■ |||

A　記憶

B　感覚（聴覚・触覚）

C　認知

D　言語・コミュニケーション

E　注意・実行機能（セルフ・コントロール）

F　構成行為・運動

G　対人心理

する刺激があるときに，一つを選択して注意を向ける「選択的注意」，④一つのことから次のことへ注意を移す「注意の切り替え」に分類されることが多い[1]．自閉症スペクトラム障害では，興味があるものへの注意の維持以外は困難を示すことが知られている[2]．特に汎性注意では，興味のあるものにのみ注意がいく「スポットライト・アテンション」が知られている．また，情報処理でも細部に詳しく，全体をみて意味をとることが困難な傾向にある[3]．さらに，自閉症スペクトラム障害では左方向への注意の切り替えが右に比べて困難であるという報告がある[4]．

「聴覚〜音の渦〜」（B-3）でみたように，私達は刺激のなかから聞きたいものに選択的に注意を向け半自動的にほかの音を抑制することができるが，自閉症スペクトラム障害ではこの機能がうまく働かないことがある．また，場に応じた注意配分や注意の切り替えなどトップダウンの制御が必要なものは困難なことが多い[5]．今，何に集中すべきで，自分の行動はそれにあっているかをモニターして注意を配分したりすることが困難である．このように多くの場合，注意機能は周りの情報と欲求など自分のなかの情報を統合し適応的に行動することを司る機能，実行機能の一部として働く．

自分と相手が同じものに注意を向けていることを知って注意を向ける共同注意が，コミュニケーションの基礎をなすと同時に言語獲得にも大きく影響することはすでに述べたとおりである．さらに1歳頃の注意の切り替えの力が定型発達児ではスムーズになってくるが，自閉症スペクトラム障害児では困難がみられ，また，その困難さは感情コントロールの困難さと関係するという[4]．注意のコントロールと感情コントロールはいずれも実行機能の重要な要素である．

2. みほさんの注意機能

汎性注意については，注意を向けられる範囲が限られているようである（**図1，2**）．一般的な大人では左右150度，上下120度であるのと比べると左側と下側が狭いようである．左方向への注意が向きにくいのは，自閉症スペクトラム障害での知見と一致する．定型発達でも幼児期から徐々に注意範囲が広がるが，みほさんの場合もそうであった．手元や周辺がみえずに，食事のとき相手のお皿に手を伸ばして注意されたと聞いている．単に視野が狭くみえないのであれば何度か注意されると，「自分は手元がみえないらしいので自分のお皿を探すときは下をみよう」と工夫するが，このようなトップダウンの注意制御が困難なのが半側空間無視の特徴である．左半側空間無視は右半球損傷でみられる症状で，視力に問題がないのに注意が向けられず見落とす障害である．みほさんの場合，これに近い状態と考えられるが，日常生活をみる限り，あっても極めて軽いのではないかと思われる．

初めての場所では「恐さ」や「不安」が先に立ち，固まるか，少し慣れるとできるだけ早く安心できる好きな場所をみつけるために走り回り，一度その場所をみつけると，次からはそこがキラキラとみえて自動的に誘われるようである．それがスポットライト・アテンションとなる．このように，みほさんの注意コントロールと不安には深いつながりがあるようである．

幼児期には数種類のパズルを一人で作っていたというお母さんの話から，本当に興味があるものについては集中の持続は本来できるようである．しかし，成長とともに，しなければならない事柄のなかでは，興味がある程度あるものでも，お母さんの誘導や接触などが助けになるという点から，どれに集中したらよいかすぐにわからない（注意の選択）か，あるいはわかっ

ても行動に移すのに外からのきっかけが必要（注意の転換）なようである．さらに，イライラ
したり，不安であったりと気持ちの安定が大きく影響する．失敗して注意されると不安が高ま
り，そのために必要なことに注意が向けられなくなる．

　「聴覚〜音の渦〜」（B-3）でみたように，騒音のなかで先生の声に注意を向けることは難し
く，半自動的な選択的注意が困難であった．それだけではなく，ここでもやはり付き添いの先
生がいる安心感が大きな助けになっていたようである．試験場面など通常と違う緊張感を伴う
場面では，聴覚だけでなく視覚的な刺激も集中の妨害になったようである．試験場面などでは，
集中が途切れたときにお母さんが軽く叩くことで集中したいところへ戻れた．

　注意の切り替えには視覚的スケジュールが有効なようである．前もって自分で決めるかスケ
ジュールにより明確に提示されている場合は行動しやすいが，急に人から指示をされて動くの
は意識して動くことになり，スムーズにいかないことが多くなるとのことである．

文　献 ···

1）Lezak MD, Howieson DB, Loring DW, et al.：Neuropsychological assessment. Oxford university press, 2004.
2）Boxhoorn S, Lopez E, Schmidt C, et al.：Attention profiles in autism spectrum disorder and subtypes of attention-deficit/hyoper-activity disorder. Eur Child Adolesc Psychiatory 27：1433-1447, 2018.
3）Happé F, Frith U：The weak coherence account：Detail-focused cognitive style in autism spectrum disorders. J Autism Dev Disord 37：5-25, 2006.
4）Bryson S, Garon N, McMullen T, et al.：Impaired disengagement of attention and its relationship to emotional distress in infants at high-risk for autism spectrum disorder. J Clin Exp Neuropsychol 40：487-501, 2018.
5）Lai CLE, Lau Z, Lui SSY, et al.：Meta-analysisi of neuropsychological measures of executive functioning in children and adolescents with high-functioning autism spectrum disorders. Autism Res 10：911-939, 2017.

A
記憶

B
感覚
（聴覚・触覚）

C
認知

D
言語・
コミュニケーション

E
注意・実行機能
（セルフ・コントロール）

F
構成行為・運動

G
対人心理

E 注意・実行機能（セルフ・コントロール）

12　セルフ・コントロール

みほさんより

■ 感情のコントロールがうまくできない

　私は，もの心ついた頃から今までずっと，自分の思っているように行動が出来ない事が多々あります．

　一番は何と言っても感情のコントロールがうまくできない事です．指示をされたことがしたくない，今いるところを離れたくない，今している事をやめたくないなど，指示の通りにしたくない時，「ぎゃーぎゃー」と騒ぐかいなくなるかの行動しかわかっていませんでした．小さい時は，何時までも騒がしくしていて何度も何度も注意を受けていたように思います．でもパニックになっているとは言われていなかったと思います．このイライラは小さい時に比べたら早く収まるようになったように思います．小さい時はやりたくないと思うと逃げていました．大人の人がその場所で待つのを諦めるくらい戻るのに時間がかかっていました．なぜなら私に指示を出した先生は，私が戻った時にはその場所におらず，他の子の指導をしていたように思うからです．今は小さい頃より時間がかからずに気持ちの切り替えが出来ているように思います．

■ 自分の衝動をおさえられない

　私は，小さい時から衝動性が強かったのだと思います．そのために失敗したことはたくさんあって数えることもできないほどだと思います．自分でもうしないようにすると心に誓ってみてもいざ大好きな物を見ると，周りの制止も聞かずに突っ走っている私がいます．今も時々そのような事をして落ち込んでしまいます．しかし，小学校入学前の私は，自分のしたいことが出来た事の達成感のみに浸っていたように思います．

　スーパーマーケットで周りの人がなぜ私を怪訝な目で見るのか，考えもしませんでした．私を見る目が冷たく矢のように射貫く感じがしているのは感じてはいましたが，その理由を考える事はありませんでした．母親から走ると止められたりしていたけれど，私は欲しい物を手に入れたかった．または自分の行きたいところに行こうと思っただけでした．自分のしたいことを一番にしか考えられなかったのだと思います．

■ コミュニケーションの重要さに気づく

　今になると思うのは，衝動性と同じくらいコミュニケーションが出来なかったことが致命的だったのではないかと思います．自分の思いや考えを伝える事はコントロールにも多大な影響を与えているのではないかと，とみに思うようになっています．コミュニケーションができる，相手に伝える方法を知れば，コミュニケーションが出来るようになる．私の場合は，

人に伝えればいいんだと分かった時点で，壁にぶち当たる．コミュニケーションをとる方法が分からない．いつもいろんな壁が私の前に立ち向かってくる．その壁を1つずつ時間も体力気力のすべてを使い，越えてきてやっと気が付いたコミュニケーションの重要性です．でも気が付いたからと言ってすぐに生活の中に取り込めたら苦労しないと思う．

　伝える事を生活に取り込む準備が必要になるのです．今まで誰に言っていたか分からない声を，伝える相手に向けないといけない，そして伝わるように工夫しないといけない．そして話すタイミングそれらを練習しないと生活の中に取り入れることが私には難しいのです．この練習はこれからの長い人生を考えると必要な事です．

　それと合わせてセルフコントロールの練習をしながら振り返りを持つことで，自分に出来た勇気と喜び，たまに残念なこともあるけれど，それらすべてが糧となることも知っているので，これからも続けて練習はしていきたいと思います．

■ 口寂しいが止まらない

　口に入れられないものでも，入れてしまう事がたまにあります．汚いとか，入れると危険だとか，わかっているのですが，疲れているとそこのところの認識がわからなくなることが多かった時がありました．寝起きが一番危ないです．小さい時から，誤飲が多く注意されていました．誤飲をするのもすべて硬いものでした．飲んだ時の感じ方が好きでした．痛くは感じていませんでした．ほどほどの痛さと，飲みごこちが良かったのかもしれません．今，何を飲んで良かったのかと聞かれても，思い出すことは難しいけれど，ある程度硬さがあるのが良かったと記憶にあります．

　口寂しく感じるのは眠りに入る前と寝起きの時が多いです．これは確認のために口に入れる行為とは全く違うと思います．現在のことですが，人恋しさからきていると思っています．でも幼少期でも何かを口に入れていました．幼少期は確認の時もあったので，母にしたら，確認か寂しいのか区別は付かなかったと思います．今私が文章にしたことで，母はまた驚いていると思います．

　私は6ケ月ごろから母乳と人工乳の混合の様でした．1歳ころには断乳をしていたようです．私はなぜ入眠の時と起きた時がとても寂しく感じたのかは，今は分かりませんが断乳の時期と関係しているとは思っていません．

■ どうしたら誰かそばにいてくれるだろう？

　誰かそばにいて欲しいと思います．入眠と起きた時には現在もそう強く思います．夜は怖いので誰かがそばにいて欲しいと思っていたように思います．幼少期は暗いところが嫌いでした．明るい時は，ぜんぜん一人でも大丈夫ですが，暗い夜は誰かにいて欲しいと思っていました．幼少期は，一人になる事はほとんどありませんでした．しかし，目を覚ました時に誰かが側にいないととても寂しく感じました．でも，私はその時泣いて人を呼ぶという事はしていなかったように思います．なぜなら，泣けば人が来てくれることを学習していなかったからだと思います．他人を自分の大切な人と思えるまでには，私はすごく時間を必要としたからだと思います．もしかすると，人の代わりに物を口に入れて寂しさを軽減していたのかもしれません．

A
記憶

B
感覚
（聴覚・触覚）

C
認知

D
言語・
コミュニケーション

E
注意・実行機能
（セルフ・コントロール）

F
構成行為・運動

G
対人心理

⬛ なぜ，口のなかにものを入れてしまうのか？

　口に物を入れては，注意を受けていました．もっとも多く注意を受けたのは，砂を口に入れての事だったと思います．庭の砂場に行っては，口に砂を入れて注意を受けていたと思います．ビデオに母が口の中から砂を出させる映像が残っているのですが，その時の母の顔は，「またなの．」という悲しそうな表情をしています．今となれば表情で相手の人の感情をわかることが出来ますが，1歳の頃の私はまったく素知らぬ顔をしているのでした．困った人だったと今更ながら母には苦労を掛けたと思います．私が口に物を入れた理由は，まずどんなものなのかを知る手がかり，あとは，口の中にいれることで自分の感情をコントロールする時もあったように思います．今現在もイライラする時は，ガムなどを噛むと少しコントロールできます．でも，調子に乗り，暇があればガムを噛んでしまうので，必要な時にガムが無いという事になり，ますますイライラを増長してしまうこともあります．小さい時に，口に物を入れた時もきっとこんな感情があったのではないかと想像してしまいます．

1 ┃ みほさんへの質問

Q1 してはダメだとわかっていてしたのは何歳頃ですか？　具体的にそれはどんなことでしたか？

みほさん　母子通園にお世話になっていた頃は，わかっていたように思います．だから，4歳とかくらいにはわかっていました．ティッシュペーパーを口に入れてはいけない．勝手に一人でお家から出てはいけない．お姉ちゃんの物を壊してはいけない．ほか沢山．

Q2 逆にやりたかったけれど，ダメだといわれていたのでしなかったことはありますか？　それは何ですか？　何歳頃ですか？

みほさん　なんだろう．これはよく覚えていない．ただお姉ちゃんが通っていた，バレエには行きたかった．ダメともいわれてないけど，誘いもなかった．4歳から5歳の頃．

Q3 今は改善したとのことですが，自分の衝動をおさえることはいつ頃からどんなきっかけで改善したのですか？　改善が難しい領域と比較的簡単な領域がありますか？

みほさん　K先生から，買い物に行くとき，メモを作っていく方法を教えていただきました．その頃からなので，多分27歳とか28歳の頃です．準備をして出かけることを，それ以降はしています．
　　　どうにかなるさでは，どうにもならないので，めんどうだけれど事前の準備が必要．この準備は，心の準備につながるから，親だけに任せないで自分で準備することに意義があります．

Q4 小学校に入ってからは後悔することがあったようですが，どのタイミングで後悔しましたか？　そのタイミングは年齢とともに変化しましたか？

みほさん　小学校の頃は，学校でどのように生活していいのかわかりませんでした．特に小学1，2年生のときはつらかったです．音もすごく大きく感じるから，教室にいることも苦痛でした．そのため，たびたび学校から逃げ出しては叱られるということの

くりかえしでした．叱られては，反省をするのですがなかなか逃げ出すことをやめて教室にとどまるということができませんでした．

　私の行動で，母親までも先生にいろいろいわれるのを目の当たりにすると，後悔というか，なんてことばかりしているのだろうという気持ちが出てきました．その頃からかもしれません，自分の行動がほかの人に少なからず迷惑をかけるということがわかり始めてきたのは．

　その行動も後悔し，行動を改めようと年齢とともに思うようになりましたが，なかなかうまくいかず後悔ばかり今もしているように思います．

Q5 失敗したと思ったときに，次に失敗しないために何か自分で工夫したことはありましたか？　具体的に教えてください．

みほさん　自分で自らということですね．そうなると，人が訪ねてきたら，いつ頃までいるのかタイマーで教えてもらう．自分で冷蔵庫に，「今は開けない」の札を下げる．どちらも，この1，2年の間でするようになりました．これらはスケジュールで身についたのかもしれません．

Q6 スケジュールが役に立つとのことですが，どのように役に立つかを具体的に教えてください．

みほさん　一日のやること，出かける場所，来客も知ることができるので，心の準備ができる．

　例えば，父の休日以外は，やることがほとんど同じです．おおよそ10個くらいあるものを，順番に選びこなしていく．順番は大体自分で決めているが，母の手を必要とするのは，伺いを立て，母の都合などで変更になる場合もあります．

　父の休日は，2，3個同じものがありますが，その当日私の希望や両親の希望で決めることが多いです．父もスケジュールの必要性が，少しですがわかってきてくれたようです．

Q7 お会いしているとき，タイマーをみながら，また，外をみながら話を続けているのを目にします．まるで二つのことがばらばらに独立して行われているようにみえるのですが，頭のなかでは何が起きているのか教えてください．

みほさん　話をしているのと，タイマーをみたり，外を眺める行為は，別ルートのようになっているように思います．外を眺めていても，先生の質問の内容はわかります．外をみていたからといってわからなくなるということはほとんどありません．タイマーも同じです．

　外をみたり，タイマーをみていたほうが落ち着きます．対面で話をするのは，苦手なので，それらをみていることで話すという行為が持続できているのかもしれません．

Q8 やりたいのにできないイライラを人に話すと，気持ちに変化がありますか？

みほさん　話すことによってイライラが薄まる感じはしますが，イライラがなくなることはありません．でも話すことは凄く必要だと思います．話し言葉がなくても，何らかの手段（他人を傷つけることがないもの）で伝えられるようになると，イライラが軽減するということは，自ら経験しています．

A
記憶

B
感覚
（聴覚・触覚）

C
認知

D
言語・
コミュニケーション

E
注意・実行機能
（セルフ・コントロール）

F
構成行為・運動

G
対人心理

Q9 何かの計画を人に話すと，話さないときと比べて何か違いがありますか？

みほさん　ほかの人に話すことで，成し遂げようとする力になります．それに，みんなに話すことで，「○○はどうしたの」とかいってくれるので，継続する力にもなります．人が決めるより，よりよいものになる確率が高いです．

「口寂しいがとまらない」への質問

Q1 硬いものを飲み込むのど越しの感触が好きで飲むのであれば，飲む前に手で触って硬さを確かめますか？

みほさん　硬いのはわかりますが，どのくらい硬いのかは飲んでみないとわかりません．

Q2 砂も硬いと感じるから口に入れるのですか？　それとも砂は別の理由で口に入れたくなるのでしょうか？

みほさん　硬いと感じます．一粒一粒がザラザラして硬い．小さいときは，キラキラしていて，手に取ってみたくなっていた．それで，徐々に口に入れるようになっていた．キラキラを確かめたかったのか，その硬さを確かめたかったのかよくわからない．

Q3 砂を口に入れるとざらざらすると思いますが，それは心地よいのでしょうか？

みほさん　あまりよいとは思わない．でも，なぜか口に入れてしまっていた．

Q4 食べられないものを口に入れ，何度も注意され，頭でわかっているのに同じことを繰り返すのはどうしてだと思いますか？　前にたまたま一度行った行動が原因で口のなかにタオルを入れられる大ごとになったことで，印象深くなり繰り返してしまう可能性はないでしょうか？

みほさん　頭のなかで考えていることをなかなか行動に移すことができなかった．それは今もそうです．口のなかにタオルを入れられて，すごく痛くても嫌になったのを忘れてしまって何度も繰り返してしまっていたのかもしれない．

Q5 ガムを噛むことで，イライラから注意が逸れるということでしょうか？

みほさん　そうです．噛むことで，噛むことに注意がいくので，そこでイライラを軽減できています．

2 ｜ お母さんへの質問

Q1 みほさんは幼児期，要求が通らないと騒いだとのことですが，どのくらい長く騒ぎ続けましたか？

お母さん　騒いでも，長くはなかったように記憶しています．自閉症のパニックと一般的にいわれているような，手をつけられなくて，そのままにしておく時間があったとか，場所を移動して落ち着くのを待ったということはありませんでした．

　　すぐに切り替えは難しいから，グズグズしていることはありました．グズグズしている時間を合わせても長くて15分，20分くらいだったと思います．グズグズしていると親のほうも怒ってしまうので，どちらも落ち着くまでには時間が長くなっているかもしれません．

Q1-1 それは年齢とともにどのように変化しましたか？

お母さん　変わりました．今は要求が通らないといって騒ぐことはめったにありません．

Q1-2　そんなとき，どのような対応が効果的でしたか？　どんなきっかけでその対応に気づきましたか？

お母さん　小さいときは，グズグズ言ってばかりいると私も怒っていました．家族で怒っていたように思います．年齢を重ねていくうちに，ただ怒るよりも説明するほうがわかってくれることに気がつきました．気がついたというより本人から「説明してほしい」といわれたのがきっかけだと思います．そして先生とのセッションを重ねていくうちに，質問にはきちんと答えることを確信しました．それで，私もできる限り本人の気持ちを知りたいと思い，聞き説明するようになりました．

Q2　ほしいものを見つけると突進して行ったとのことですが，それは年齢とともにどのように変化していきましたか？

お母さん　今も突進するときがありますが，年齢が上がるにつれて徐々に減ってきていると思います．それと，カードを使って意志を伝える方法を本人が少し使えるようになったことも，大きな要因だと思っています．また，できないから，わからないからと，勝手に思い込んでしまっていると気がつきました．私たちの押しつけで我慢させるのではなく，本人の希望に寄り添うことが何より大切だということを知り，私の行動に変化があったのだと思います．私が変わったことで，みほも変わってきたのではないかと思っています．

Q3　みほさんにとってスケジュールがどのように有効かを具体的に教えてください．

お母さん　何をするのかがわかることで，本人のストレスが軽減しているのではないかと思っています．無駄にうろうろしたり，暇な時間を持て余し，お菓子ばかり食べているという行動もなくなりました．

　　スケジュールがないと，することがまだ自分で決められないので，「何をしたらいいの？」と聞いてくるようになりました．1日を詳細ではなく，ざっとでも一緒に決めることで，本人が頭で何をするのかがわかり，穏やかに暮らせるようです．また，スケジュールは家族との共通理解にもなって，私たちの押しつけで作成しないので，本人がイライラすることが少なくなったように思います．本人の希望と私たちの都合を出しあい，つくるようにしています．

　　医療機関に行くときも，スケジュールを持参しています．本人が必要なときに手渡しますが，必要がないときは「いりません」といって返してきます．流れを確認しておくと，待ち時間が長くても待てるようになりました．保険証の返却をすぐにしてほしいようなので，「保険証の返却はお金の支払い後」とカードに一文をつけて渡したところ，それも待てるようになりました．

　　歯医者で有効なのが，タイマーです．自宅でも，タイマーを利用しているので，終了時間を大まかにセットして持たせることで，体を押さえたりしなくても，最後までできるようになりました．

「口寂しいがとまらない」への質問

Q1　みほさんが食べられないものを口に入れてしまうことをどのように止めていましたか？

A
記憶

B
感覚
（聴覚・触覚）

C
認知

D
言語・
コミュニケーション

E
注意・実行機能
（セルフ・コントロール）

F
構成行為・運動

G
対人心理

お母さん　何度も何度もしつこいくらい教えていました．「言葉は消える」と本人から聞いたときは，私のあの時間は何だったのだろうと思いがっかりしましたが，言葉で伝えてもわからないのだと実感しました．

　　　　　現在は，時間があると冷蔵庫が気になりハムなどをつまむので，冷蔵庫の前に「今は開ける時間ではありません」という札をぶら下げています．これがあると，ほとんど開けることがありません．近頃は自分から下げるときもあります．

　　　　　台所にいても開けないときは，「冷蔵庫を開けなくて偉かった」と，褒めることを忘れないようにしています．

Q2　食べられないものを口に入れたことにより，本人が気づく実害（腹痛など）はありましたか？

お母さん　一度だけ大変なことがありました．ヘアピンを誤飲していました．入院になったのですが，そのときは「口に入れても，きちんと排泄されるか知りたかった」とみほがいったので，私たちから長々説明されました．大学生のときです．まさかの年齢だったので，驚きとともにがっかりというか，悲しくなりました．

Q2-1　もし，実害があった場合，その後のみほさんの行動（口に入れること）は変わりましたか？

お母さん　その後，口に入れることは，ほとんどなくなったように思います．

3　神経心理学的見地から

1．セルフ・コントロールとは

　私達は環境から得られたさまざまな情報と自分のなかの感覚や欲求等の情報を統合して行動目的を設定，その時々の状況に合った最も効率のよい方法を選択する．そして，実行計画を立て行動し，同時にその効果をモニター，必要があれば修正して目的を果たす．このような目的をもった行為を行う機能は，実行（遂行）機能とよばれる[1]．

　記憶や言語など個々の機能が良好でも，これらを実際に目的に応じて使うには実行機能が必要となる．実行機能のなかで，行動が効果的に行われるよう自らの注意，感情，衝動性をコントロールする機能がセルフ・コントロールである．

2．みほさんのセルフ・コントロール

　「心の理論」「弱い中枢性統合理論」と並び，自閉症スペクトラム障害者の中核症状を実行機能障害とする仮説があり，これは「実行機能障害説」とよばれている[2]．自閉症スペクトラム障害では切り替え，抑制，ワーキングメモリなど実行機能に困難があることが報告されている一方，定型発達児・者と差がないという報告もあり，必ずしも一致をみていない[3]．

　みほさんの場合は先の「注意機能」（E-11）でみたように，切り替えも含め注意の範囲，集中時間，注意の配分や選択的注意とすべての面で大きな困難がある．また，感情と衝動性の困難も明白である．例えば，パズルをする，食べたいものを食べるなど，自分がやりたいことをするときにはスムーズに行動できる．一方で，人から指示されたことや場面にあった行動を要求されると難しい．「運動～手が思うように動かない～」（F-13）での失行的な現象がここでも

みられる．単に「欲しいものが目に入る→走って行って手に入れる」レベルでは問題ないが，「ほかの人からの指示」や「場面に適合した行動規準」など外からの情報を考慮して，いいかえれば情報を統合して行動を計画し実行することが困難な印象である．その意味では，実行機能障害は中枢性統合の弱さで説明可能ということもできる．

DSM-5 の自閉症スペクトラム障害の診断基準の 2 本柱の一つに「行動，興味，または活動の限定された反復的様式」があり，「常同的または反復的な身体への運動，物の使用，または会話」「同一性への固着，習慣への頑ななこだわり，または言語的，非言語的な儀式的行動様式」「強度または対象において異常なほど，極めて限定された執着する興味」「感覚刺激に対する過敏さ，または鈍感さ，または環境の感覚的側面に対する並はずれた興味」があげられている．最後の感覚の問題を除いて，これらはすべて行動コントロールの問題と捉えることができる．広い意味でみほさんが食べ物でないものを口に入れるのも，長い間の反復的な行為であったと考えられる．そしてその背景には，感覚や感情への上手な対応を探しだし実行すること，実行機能の困難さが伺える．

3. みほさんの口寂しさ

乳児期を過ぎても口寂しいのが続くのは心理学的発達段階，口唇期に留まるとして，十分な愛情を受けたと感じなかったからとする考え方がある．みほさんも漠然とした「人恋しい」からだったと思う，といっている．きっかけは乳児が皆そうであるように，寝入りばなや寝起きといった切り替え時期の漠然とした不安であったのだろう．みほさんがいっているように，通常であれば泣いて慰めてもらうところであるが，みほさんにはその行動が思い浮かばなかった．これは誰かに学ぶものではなく生得的に備わっているものなので，そこがみほさんとほかの人の決定的な違いなのであろう．

みほさん自身がいっているように，まず人への興味がなかった．お母さんの愛情は豊かで，現在，二人は深い信頼関係で結ばれている．また，みほさんはお母さんをはじめとする家族の大切さに気づいた後も，口寂しいことが続いている．人への関心が生まれもって低く，関係性を築くのが遅れるという自閉症スペクトラム障害の特徴が，口に物をもっていくという本能的な行動をコントロールする実行機能がなかなか積みあがらないことに，何らかの影響を与えている可能性もある．人から得られる慰めが希薄な場合，「喉越し」など快と感じる感覚刺激の重要性が増し，コントロールがしにくくなる可能性がある．「注意機能」（E-11）のところでもみたように，みほさんのコントロール困難の原因には不安がある．そしてそれはやはり，通常は生得的に得られる人による安心感の欠如が原因となっている．

4. みほさんのセルフ・コントロール力の変化

みほさんの遂行機能の困難さで目立つのは，自分から何かを計画することの少なさである．自分が何をすればよいか迷うことが多い．そんなときに役立つのが，視覚的スケジュールである．かつてはお母さんがスケジュールを立てていたが，最近，みほさん自身が立てるようになった．保護者は，幼少期には子どもに「すべきこと」を教えようとする．しかし，子どもは自分のやりたいことを伝え，交渉し，時に反抗して自分で計画し行動していく．みほさんの場合は伝えることに気づかなかった．嫌なときは逃げ出すしかなかった．自分の行動が失敗であることに気づき，変えたいと思うが方法が思いつかない．自信を失いさらに自分で何かをする

ことが少なくなっていったのかもしれない.

　出会った頃は,お母さんがみほさんに何かを聞くということは少なかった.しかし,今はお母さんはみほさんの気持ちをまず聞く.そしてそれに伴い,みほさんも自分で考え行動することが増えている.それに伴いセルフ・コントロール力も増している.人との関係性のなかで実行機能は成長し続けるのかもしれない.

文　献

 1）Lezak MD：The problem of assessing executive functions. Int'l Jour Psych 17：281-297, 1982.
 2）Pennington BF, Ozonoff S：Executive functions and developmental psychopathology. J Child Psychol Psychiatry 37：51-87, 1996.
 3）Demetriou EA, DeMayo MM, Guastella AJ：Executive function in autism spectrum disorder：History, theorietical models, empirical findings and potential as an endophenotype. Front Psychiatry 10：753, 2019.

A　記憶

B　感覚（聴覚・触覚）

C　認知

D　言語・コミュニケーション

E　注意・実行機能（セルフ・コントロール）

F　構成行為・運動

G　対人心理

F 構成行為・運動

13　運動～手が思うように動かない～

■ みほさんより

■ 思うように字や絵が描けない

　私は，幼少期の頃から，母が体に触れていないと字や絵が描けませんでした．幼児療育を受けていた時も，母の膝に腰掛けながら絵をかいていたように思います．その時母は，うでにふれていましたが「そのままで良いよ.」と先生が言ってくれたように思います．何十年も前の事なので記憶も定かではありませんが，その頃から体に触れてもらっていたのだと思います．

　でも，幼稚園のお絵かきは一人でできていました．だって幼稚園に母の付き添いはありませんから，一人で書いていたのだと思います．その頃は，お題はないか漠然としたものであったように思います．例えば，絵をかきましょう，お花を書きましょう，とか自分の書きたいように，自由に書いていたように思います．

　それがいつ頃からか，お題が決められるようになったのは，こう書きたいと思っていても自分の思うように体が，動いてくれないのです．

　体が思うように動かないで「一番困ったのは」と聞かれたら，体を使うこと全部と答えたくなります．学校時代も含め悔しかったり，悲しかったのは，字が思うように書けないという事でした．

　例えば，自分の名前を書くとします．わたなべみほと書きたいのですが，ずっと「わ」ばかり書いていました．一度書いてしまった字からなかなか次の字へ変更できないのです．これを続けていたので字が書けない児童という風に思われていました．またアイスという字を書いた後に，こおりという字を書くとします．しかし，私は，「こ」ではなく「ス」を書いたり，「ア」を書いてしまう事が多々あります．漢字に至ってはもっとひどいです．下におろしたいのに斜めだったり，横に書いたり，自分の思うように手がうごいてくれません．それが辛かった．でも，母が体のどこかに触れているとその出来なかったことが少し改善されることが分かりました．それがわかったのは，小学生の時です．学校では何もできませんとか，やる気がないとか，私達はどうすることもできないと言われていました．

■ 母に触れられているとできるのはなぜ？

　しかし，家では母と一緒に学校ではできないと言われていた字や数字を書いていました．でもそれは，母が体に触れて書いていたことなのでなかなか信じてもらえませんでした．何故母がふれているとかけるようになるのだろうか？　「安心」それに尽きます．

　私はこの原稿を書いている時でさえ，タイピングがうまく出来ません．小学生の頃から長

い間，打ちたいキーボードのうえに指が行くのですが，なかなか押すことができませんでした．そんな時，「そこ，押して」と言われるとますます押せない状態になりました．母は，声掛けだけで疲れ，次第に声だけが大きくなっていきました．でも，体に触れてもらうだけでキーボード操作がスムーズに出来ました．だから，体に触れてもらうようになっていったのも原因の一つかもと思います．

　先生が母に幼稚園の時の絵を覚えていますか？　という質問をしていましたが，私の絵は，現在も幼稚園時代もほとんど変わっていないと思います．ぐじゃぐじゃの線だけを書いていて終わる．それが私の絵です．塗り絵も枠の線を無視して色を塗って終わり．そんな絵です．

1 ｜ みほさんへの質問

Q1 哺乳瓶やコップを掴むことなどには問題はありませんでしたか？

みほさん　哺乳瓶を押さえることはできていたように思えます．でも最後まで飲み切ることができなかったから，大人が哺乳瓶の底を持ち上げていたように思います．その辺はちょっとあいまいです．コップについては，問題はなかったように思います．

Q2 幼児期，スプーン，フォーク，箸などはいかがでしたか？

みほさん　握って持っていたから，母からの指導があったとよくいわれました．今もよく覚えているのは，箸で小豆をつまむ練習をしたことです．つまんで，缶に入れるとからんという音がするので，楽しく練習をすることができました．

Q3 幼児期，テレビのスイッチなど機械操作や，積み木などのおもちゃの操作はどうでしたか？

みほさん　テレビなどリモコンスイッチは得意中の得意だったと思います．トトロのビデオは，好きなところを寸分の狂いなくとめて何度もみているので，壊れてしまうといわれ続けたように思います．これは小学校だったかな．

Q4 衣類の着脱，靴の着脱はどうでしたか？

みほさん　着脱はどうだったかな？　着れるは着れたけど，ボタン，ファスナーができなかった．特にジャンパーのファスナーでは，小学校の低学年まで苦労したように思います．

Q5 自発的にするとできるのに，「やりなさい」と指示され「しなくちゃ」と思ったとたんにできなくなる行為はありますか？

みほさん　食洗器の食器を片づけるときは，スムーズに片づけることができます．しかし，「スプーンは」などと声をかけられると，いつもと同じ場所に片づけるのも，体が固まったように動きが悪くなってしまいます．だから，「よそ見しないで，早くしなさい．」といわれます．

　このお題のことを姉に話したら，「指示をされると全部固まるよね」と言われました．そして，自分がしたいときは，こっちで声をかけても聞こえていないように突進するのに，いつもどうなっているのかと思っちゃうともいわれてしまいました．

A 記憶

B 感覚（聴覚・触覚）

C 認知

D 言語・コミュニケーション

E 注意・実行機能（セルフ・コントロール）

F 構成行為・運動

G 対人心理

2 | お母さんへの質問

Q1 みほさんは，哺乳瓶やコップの扱いはどうでしたか？ お姉さんと比べて違いはありましたか？

お母さん ぎこちない持ち方でした．ふんわりという持ち方ではなかったです．哺乳瓶は握りこぶしで，持っていたように思います．コップは，姉と変わらなかったかな．両手を使うことができなかった．片手で飲めていたので，片方の手で，支えるということをしていなかったように思います．

Q2 箸，スプーン，フォークなどはどうでしたか？

お母さん 不器用だったから，箸で豆をつかむ練習をさせていました．左利きだったのを，私が右利きにしてしまいました．上手に使えなかったので，ご飯のときに声掛けをしていたように思います．

Q3 服の着脱はどうでしたか？ いつ頃から一人でできるようになりましたか？

お母さん ボタンの小さいのには苦労したように思います．幼稚園のスモックは大きなボタンだったので一人で着れていました．年長さんの頃は，一人で着替えができていたように思います．ジャンパーのファスナーは難しそうでした．小1くらいまでかかったと思います．

Q4 積み木で何かを作ることはありましたか？

お母さん そういうことは全くありませんでした．一緒に遊んで「お家とかトンネル」といってみせても，同じように作ることはなかったように思います．私が積んだのを崩したり，高く積むことはしていたように思います．

Q5 体が固まって動かなくなるのは，どんなときですか？

お母さん 初めてのことをするとき，初めての場所，大きな声で注意を受けたとき．指示されて行動しなければいけないとき．

Q6 逆にスムーズに作業ができるのは，どんなときですか？

お母さん 慣れた場所で，自分ができると思っていること．

　　幼稚園頃まではパズルがとても大好きでした．ピースが沢山あるものではありませんが，2～3種類のパズルを混ぜておいたのをよく一人で作っていました．

　　カセットテープの物語を聞いて，合図が鳴ったらページをめくるというのを与えました．しかし，聞きながら絵本は見ているのですが，合図に合わせてめくることが全くできませんでした．姉はスムーズにできていたのですが，何度も何度もやり方を教えても，ページをめくることはありませんでした．

Q7 幼児期のお絵描きについての様子を教えてください．

お母さん 幼稚園の頃，療育に通っていましたが，私の膝に座ると，クレヨンを持って殴り書きをしたりしましたが，一人で座るとクレヨンに手を出すこともなかったので，いつも膝の上で受けていたような気がします．

A
記
憶

B
感覚
（聴覚・触覚）

C
認
知

D
言語・
コミュニケーション

E
注意・実行機能
（セルフ・コントロール）

F
構成行為・運動

G
対人心理

Q8 タイピングは今，一人でできますか？

お母さん　一人ではまだまだ難しいです．必ず私が隣にいます．打つときは両手を使っています．先生の質問への回答（A4判1,000字弱くらい）だと，大体1時間かかるか，かからないかくらいだと思います．時間は，本人がどれだけ集中するかで変わります．

3 ｜ 神経心理学的見地から

1．発達性協調運動障害と発達性失行症

　基本的な運動機能に異常がないにも関わらず，物をつかむ，はさみや刃物を使う，書字，自転車など年齢相応の巧緻性を必要とする運動がうまく獲得できない子どもたちは，発達性協調運動障害（developmental coordination disorders）として知られている[1]．多くの場合，寝がえりやハイハイもうまくできないなど，乳児期から症状がみられる．他方，発達性失行症も基本的な運動機能や知覚運動機能障害では説明できない巧緻性を要する運動に困難を示す障害であるが，成人の失行症に準じ認知と運動との連合が障害されて起こると規定している点で異なる[2]．

　失行（apraxia）は運動麻痺などの運動障害や感覚障害など運動機能に異常がないのに，また，何をするかを理解しているにも関わらず，意図的にそれを行うことが困難な状態をいう[3]．自然状況下ではできるのに指示されると困難となる，随意性と自動性に乖離があることが特徴的である．例えばじゃんけんでグーを出したりパーを出したりするのは何も考えなくてもできるのに，「グーを出してください」と指示されるとうまくできなくて戸惑う症状は「失行（観念運動失行）」とよばれる．自然状況下でグーが出せることから，グーを作るための運動機能に異常がないことがわかる．また，グーが出せていないことに気づいていることから，「グーを出す」といわれていることは理解している．

　失行の多くは，成人の脳卒中など後天的な脳損傷で左頭頂葉が損傷されると生じる．左頭頂葉に行為のプログラミングが蓄えられていると仮定されており，それが最終的に左右の運動野に至って運動実行となるが，何らかの理由でその連合が離断され失行が生ずるものと考えられている．誤り方は別の行為をする錯行為のほか，無定形反応，保続，無反応，修正行為，開始の遅延などがある．

　発達性協調運動障害も発達性失行症も運動障害がないにも関わらず，巧緻性を要する運動が困難であり，両者を区別しないで使用することも多い．一方で，発達性失行症の子ども達は指示や模倣でジェスチャーをする能力が定型発達児だけでなく，発達性協調運動障害の子ども達よりも劣り，両者は異なるとする報告もある[4]．また，発達性失行症の症状の重さと自閉症の重症度が相関しており，自閉症の中核をなす症状の一つであると主張する報告もある[5]．

2．みほさんの場合

　みほさんの場合，寝がえりやハイハイに遅れはなかった．また，箸やスプーンを使ってご飯を食べたり，衣類の着脱等は時間がかかったにせよ習得しており，現在，生活のなかで支援は必要ない．しかも自分が興味のあるもの，例えばビデオの操作などはむしろ優れているといえる．したがって，運動機能自体には問題がないと考えられる．ところが，指示されると体が固まりうまく実行できなくなるというのは，発達性失行症の基準に合う．明確な局在した脳損傷

がないということは発達障害の特徴であるが，みほさんもいっているように「安心」すると改善するというのはみほさん独特と推測される．

　哺乳瓶をこぶしで持ったり，ボタンやファスナーがなかなかできなかったことは，発達性協調運動障害と共通した不器用さがあったと思われる．これらは成長とともにできるようになっていった．他方，みほさんの場合，「書く」に関しては自然環境下において現在でも難しく，これは発達性協調運動では説明するのは困難である．お母さんが触っていると改善するが，小学生から今まで書き続けているのに，自分の名前でも字の大きさや配置そして形もうまく書けず，書く速度も著しく遅い．タイピングも同様である．押すだけでもお母さんが触っていても通常の速さからはほど遠い．徐々にお母さんが離れてそばでみていてもらうなどして１人でもタイピングできるようになっているとのことだが，みほさんの強い意志とお母さんの忍耐の賜物である．しかし，これは不器用の域を遥かに超えている．

　中学生のとき，名前を書いてもらうと，平仮名で「み」を書こうとして最後のストロークを上から下に線を書きたいのに，どうしても手が上に行ってしまい「み」にならなかった．別な場面では書けていたので，この状態だけをみればやはり発達性失行症がより症状を表すのに合致している．更にみほさんの記述からは「保続」に苦慮していることがわかる．前に一度した行為がその直後，あるいは間隔をあけて意図しないのに出現することである．発達性協調運動障害は「ぶきっちょ症候群」とよばれており，場面に関係なくうまくできず，失行のように随意性と自動性の乖離はみられない．保続や錯行為は失行の特徴と考えられる．

　みほさんの例からは行為といっても習得の条件によって，いくつかに分けられる可能性がある．例えばみほさんは面接中に私がボールペンで書いているのが気になるようで，私からボールペンを取り上げ芯が見えない状態にして筆箱にしまうが，その速さと正確さは驚くほどで，トトロのビデオ操作の精巧さが容易に想像できる．他方，絵カードコミュニケーションの練習をしようと，絵カードを相手に渡す場面では，ただ渡すだけなのに渡そうとする姿勢で止まってしまう．「固まってしまう」とみほさんが表現している状況と一致する．

　問題は「安心すると改善する」ということである．「安心する」環境とはどんなものか？　自閉症スペクトラム障害では，新しい状況への対応が困難であることが知られている．「慣れている」「知っている」「意識しなくてもよい」状況が，「安心する」環境の可能性がある．人からの指示はまさに自分の行動について意識する状況であり，また新しい状況も何らかの意識的な判断を必要とする状況といえる．書字についてはどうであろうか？　書くあるいは描くことをみほさんが始めたのがお母さんの膝の上だとすると，みほさんは身体的接触という環境で学んだ．また，書字に関しても常にお母さんがそばにいて教えていたと考えられるので，お母さんが触っている状況が「慣れている」状況だったと考えられる．その後，お母さんだけは自分が話すことを理解してくれたことも，精神的安心に拍車をかけたのではと推測する．

文　献 ⋯⋯

1）American Psychiatric Association（原著），日本精神神経学会（日本語版用語監修），高橋三郎，他（監訳）：DSM-5 精神疾患の分類と診断の手引．医学書院，2014.

2）Steinman KJ, Mostofsky HS, Denckla MB：Toward a narrower, more pragmatic view of developmental dyspraxia. J Child Neurol 25：71-81, 2010.

3）Liepmann H：Apraxie. Ergbn des ges Med 1：516-543, 1920.

4）Dewey D, Cantell M, Crawford SG：Motor and gestural performance in children with autism spectrum disorders, developmental coordination disorder, and／or attention deficit hyperactivity disorder. J Int Neuropsychol Soc 13：246-256, 2007.

5）Dziuk MA, Gidley Larson JC, Apostu A, et al.：Dyspraxia in autism：association with motor, social, and communicative deficits. Dev Med Child Neurol 49：734-739, 2007.

A 記憶

B 感覚（聴覚・触覚）

C 認知

D 言語・コミュニケーション

E 注意・実行機能（セルフ・コントロール）

F 構成行為・運動

G 対人心理

G 対人心理

14　共感覚〜人のオーラがみえる〜

■ みほさんより

■ 人に色がついている

　何時の頃からだか記憶は定かではないが，人には色が付いているように見えていました．

　小さい時から見えていたように思います．でも色の意味を考えたことはありませんでした．ただ色が明るい人に行ってたような気がします．母との会話が成立するようになってから色が見えることについて話したことがあります．その時母は「あまりよその人には言わないんだよ．」と言ったことを思い出します．きっと当たらなくても遠からずの所はあったのだろうと思い心にとどめていました．

　言語訓練の時に，何がきっかけになったのか思い出せないけれど，他人には色があると先生に話をしたことがあります．私は霊能力者でもないし，特別な訓練を受けたわけでもありません．ただ体の周辺に色が感じられたり，見えたりするのです．色に意味があるとうすうす気がついていました．

　たぶんそれは第六感と言われているのと同じようなものかもしれません．

■ 色がその人を表している

　暗い色の方と明るい色の方では，私に接するときの態度等が違うように思えるのです．優しく物分かりの良い人に見えていても，暗い色をまとっている人は，心から私と向き合っていないと感じる事があります．逆の場合もあります．周りから良い感じではないと思われている人でも明るい色をまとっている人は，私と心から向きあってくれていると，行動から感じとる事ができます．見た感じは理解のあるように見える人でも，実際は「え，なんなの」と体がかたまってしまうときもありました．

　そのような経験を重ねていくうちに，その人のまとっている色がその人を表していると思うようになりました．まとっている色と接し方は極端に違う事はありません．いつも色が見えるとは限りません．だから，人を見る時にいつも色が出ればいいなと思いますが，思うようにできないから困ります．必要とするときには，見えてこない事の方が多いです．

　色が出れば判断できるのにと思いますが，色がいつも出て判断していたら自分は考えないでいいかもしれないと思うが，それもそれで怖い事だとも思います．見えた時には色で確認すればいい．色だけに頼らずに自分での判断も必要だと思うようにもなってきている．

　まとっている色が見えることはいいような，悪いようなよくわからない．

1 みほさんへの質問

Q1 体全体にみえますか？　それとも頭部ですか？

みほさん 体全体です．

Q1-1 添付のシルエットに書き込んでもらえますか？

みほさん 体の上のほうにみえます．幅の太い人と狭い人，ぼんやりとしかみえない人など，人により色もみえ方も違います．絵にかいたのは，多くみることがある形を書きました（図1）．

Q2 同じ人はいつも同じ色ですか？

みほさん 違います．

Q2-1 もし，変わる場合はどんな場面で変わりますか？

みほさん 何回か会っていても，別の日に会ってその日は色が変わっていると，会った日はそのままの色のことが多いです．

Q2-2 ある色から別の色に徐々に変化することはありますか？

みほさん 会っている日に変わることはありません．最初に会ったときの色から，反対色に変化する人にも会ったことはありません．ほとんどの方は，濃淡が少し変化するくらいです．

Q3 「その人がまとっているのがその人を表すように思える」ようになったのはいつ頃からですか？

みほさん いつも色の明るい人に引きつけられていたように思います．色で判断できるのかもと思ったのは，小学校の高学年の頃かもしれません．

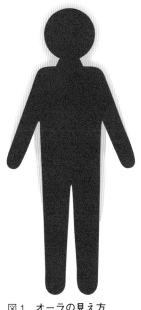

図1　オーラの見え方

A 記憶

B 感覚（聴覚・触覚）

C 認知

D 言語・コミュニケーション

E 注意・実行機能（セルフ・コントロール）

F 構成行為・運動

G 対人心理

Q4 みえやすい状況とみえにくい状況が，おおよそ推測ができますか？

みほさん　みえにくい状況は，自分がすごく緊張しているときです．そのときが一番つらいときで母にもそばにいてほしいときです．色がはっきりみえるときは，心に余裕が少しだけあるときです．心に少しでも余裕があれば色が見えます．

Q5 鏡に映った自分や，相手で色がついていることがありますか？

みほさん　自分の色はみえません．ほかの人は，鏡に映っても，ガラスに映っても同じ色を出しています．

2 ｜ お母さんへの質問

Q1 最初にみほさんが「オーラがみえる」といったときのことを教えてください．

お母さん　いつの頃だかよく覚えていませんが，よく人には色があるといっていました．そして，私はみほから注意を受けました．ママは人の表面しかみていないとか，あの人はママが思っているような人じゃないとか．私も断定はできないが，まあまあ当たっているのかなと思っていました．

Q2 そのときはどんなお気持ちでしたか？　今はいかがでしょうか？

お母さん　不思議でした．「えー，なにそれ‼」みたいな気持ちだったと思います．

今は味方の人だということを，本能で見分けていたと思っていましたが，体から見える色で判断していたとわかりました．教えてくれてありがとうという気持ちです．

Q3 みほさんは初めての人でも近づいて行ったり，あるいは避けたり，人によって行動が違うことがありましたか？

お母さん　ありました．親は担任の先生だからとかお付きあいのある先生だからと，のちのちのお付き合いのことも考えて，行動してしまいます．そのため，みほにも同じようにするよう求めてきました．これからお世話になる先生だから，一緒にいてほしいと思い，そばに連れて行ったりしました．しかし，そのような親の気持ちはお構いなし，自分の好きな先生のところに勝手に行ってしまいます．結構そのようなことがありました．私たちからみたら，えっあの先生のところに行くのと思うこともありました．

3 ｜ 神経心理学的見地から

　最もよく知られており，また診断基準の柱にもなっている自閉症スペクトラム障害の特徴に「相手の気持ちがわかりにくい」がある．相手の気持ちがわかるかどうかを評価する検査として，「心の理論検査」がある．これは相手が誤って信じている（勘違いしている）ことを理解できるかを評価するもので「誤信念課題」とよばれる．Baron-Cohen は，誤信念課題が定型発達児では4歳では通過できるが，知的障害を伴わない自閉症スペクトラム障害では10歳を過ぎないと通過できないことを報告[1]し，自閉症スペクトラム障害の中核症状であると考えた．

　相手の気持ち，特に自分に対する気持ちを読むことは程度の差はあれ，社会で生活するうえで欠くことができない能力である．人見知りから始まり，私たちは常に相手が自分にとって安全かそうでないかを判断している．したがって，たとえ心の理論は遅れても，みほさんが「第六感」とよぶ何らかの感覚が使われると考えるのが自然である．みほさんの場合，それがオーラの色として感知された．

　このように，ある感覚と別の感覚が連動して起こることを共感覚とよび，人口の 2〜4% が経験しており[2]，最も多く見られるのは文字と色，あるいは音楽と色とのことである[3]．みほさんの場合は彼女が第六感とよぶ人の評価に関しての感覚（直観）と視覚，色の共感覚が起きていると考えることができる．

　Ramachndran らは，感情と色との共感覚をもつ 23 歳のアスペルガー症候群の事例を報告[4]している．彼の場合は，人や自分の気持ちがわからなくて困っていた 10 歳のときに，母親から気持ちを色で表すことを提案されて，それ以来，自分や人の気持ちを色で表現していた．この方法は人や自分の気持ちを認識するのに役立ったとのことである．この頃から，彼は相手の顔にその人の本質や感情で異なる色のオーラがみえるようになった．

　人の気持ちと感情の組み合わせは，我々の日常生活のなかでもよくみられる．実際，気持ちが落ち込んでいるとき，英語では blue という．日本語でも「気持ちが暗くなる」といって明暗を使う．しかし，みほさんの場合は必ずしも色と感情が対応しているわけではないようだ．どちらかというと，その人の本質を感じているようである．しかし，やはり暗い色はネガティブな，そして明るい色はポジティブな印象と対応しているようである．

文　献 ……

1）Baron-Cohen S, Leslie AM, Frith U：Does the autistic child have a "Theory of Mind"?. Cognition 21：37-46, 1985.

2）Simner J, Mulvenna C, Sagiv N, et al.：Synaesthesia：the prevalence of atypicalcross-modal experiences. Perception 35：1024-1033, 2006.

3）Chiou R, Rich AN：The role of conceptual knowledge in under-standing synaesthesia：evaluating contemporaryfindings from a "hub-and-spokes" perspective. Front Psychol 5：1-18, 2014.

4）Ramachandran VS, Miller L, Livingstone MS, et al.：Colored halos around faces and emotion-evoked colors：A new form of synesthesia. Neurocase 18：352-358, 2012.

A 記憶

B 感覚（聴覚・触覚）

C 認知

D 言語・コミュニケーション

E 注意・実行機能（セルフ・コントロール）

F 構成行為・運動

G 対人心理

Ｇ 対人心理

15　愛着

みほさんより

■ 自分の気持ちの分析

　「自分の気持ちがこういう風になっています.」と人に伝えられるようになったのは, お話を依頼されるようになってからかもしれません. それまでは, 人に伝えるなどの考えはなく, ただ日記に書き溜めていました. 日記を読んだ母が私の気持ちや考えとして代弁してくれていました. だから自分の気持ちですが, 自分からの言葉という認識はあまりなかったのかもしれない. このように自分の気持ちが書けて分析ができるのは, 中学から部活動で実験の結果を考察してきた賜物かもしれません.

（注：以下, 留守番をしていて急にコンビニに行って行動コントロールができずひと騒ぎ起き, 落ち込んだ状態が続いたので, そのことについて書いてみてはと提案したときに書いたもの. 上記はそれをまとめた後に付け加えたもの）

■ 身近な人の死と黒い渦

　暗いくらい渦の中にまたはまってしまったように感じる. でも, 震災の時の渦とはちがいます. どこが違うのか説明するのは難しいです. しかし, 私の中にはどろどろとした黒い渦がたまりに溜まって渦を巻くこともできなかった. 震災の時も渦は巻いていた. でもどこか違っていた.

　なぜこんな状態になってしまったのだろうか. 自分なりに考えてみた.

　そこにあったのは, 人の死かもしれない.

　祖父が一昨年の三月に無くなり, 祖母が去年の七月に, そして去年の十月に中学の時から同居していた祖母が亡くなりました. その時々の喪失感というか寂しい気持ちが心の中に芽生えたように思いましたが, まだ渦のような状態ではありませんでした. 渦ではなかったように思います. 祖父の葬儀等では出席できる範囲も判断出来ていたし, 何より自分の状態がわかっていたように思います.

　しかし, 祖父の時にできていたことが, 祖母の時, 同居していた祖母の時と回を重ねるたびにできることができなくなっていったのです. それがどうして出来なくなったのか, 考えたことはなかったです. でも思い返すと自分の中で, 身近にいた人がいなくなったという事を受け止められていなかったことが一因なのかもしれないと思うのです. そしてそれは時間を追うごとに強く感じるようになりました.

　私がこんなに悲しく落ち込んでいるのに, 家族は何事もなかったように生活をしていることに対してもすごく違和感を覚えました. 何事もなかったかのように生活していることが,

どうしてなのか私には分からず悶々としていたのも事実です．自分自身の感情や周りとの違和感が重なり合い，積み重なったことで黒い渦の中に身を置くようになっていったのかもしれません．

■　一人が怖い

黒い渦の中にいて苦しいと誰にも言ったことはありませんでした．私も家族同様に平気な感じで生活をしていました．しかし，その歪みは私が家からの飛び出し，コンビニ直行という形で表れました．留守番をしていた時の事でした．家には姉達がいたにもかかわらず問題発生です．すべては一人が怖いという気持ちだったのだと思います．

今まで一人で留守番をしていても家から飛び出したこともなく，留守番が出来ていたのに出来ないという事実を家族に知ってもらえたのです．でも，なぜ留守番が出来なくなってしまったのだろうか．

どんなに考えても答えが見つからないのです．

考えられるのは，一人は怖いという気持ちだけでした．

本当に怖いのです．

私のそばにいた人が，消えてしまったらという気持ちで生活をしていました．普通に生活をしている中で，いつも母が消えてしまったらどうしようという思いがありました．今もその思いは無くなっていません．一時よりも気持ちは軽くなってきているように思います．

自信がないから，一人になりたくないという気持ちが人一倍強いのかもしれません．母までいなくなってはどうしようという気持ちが，いつも母には見えているところにいて欲しいという気持ちを一層強くしているのだと思います．

自分一人ではできないのが分かり過ぎているからその気持ちが強いこともわかっています．出来るだけ自分で出来ることを増やしたいといつもいつも思っています．一人でいることが出来るのには，母が隣にいなくとも出来る事を増やせばいいことも，頭ではわかっています．母に依存しているのが原因の一つですが，これから書くことも原因の一つだと思います．

思い当たるのは，人が亡くなり消えてしまって，いつも通りになぜ生活できているのか，悲しみや不安はみんな持たないのか，疑問でしょうがなかったことも留守番の出来なくなった原因の一つではないかと思います．毎日の生活の中にその人たちはいました．

■　最近わかったこと

病院や介護施設で生活をしていたとしても，生活している場所に行けばその人はいたし，顔を見ることはできました．しかし，その場所を尋ねてもその場所にはもういないのです．その場所には臭いすら残っていないのです．どんなに探そうともこの世の中に存在しないのだから．

一年がたち私も文字に書き出すことで，目の前から消えてしまった祖父母の事を少しは，受け入れられてきているのかもしれない．まだ実感としてはないけれど．

ちょっと前の私はなぜ悲しまないのかと，家族に対してすごい不信感と，怒りのような感情を持っていました．しかし，脳の機能が違う人たちは心の中で悲しんでいるがおもてに出すことなく生活をしていることをＦ先生に教わりました．教わる前までは，なぜ悲しまな

A
記憶

B
感覚
（聴覚・触覚）

C
認知

D
言語・
コミュニケーション

E
注意・実行機能
（セルフ・コントロール）

F
構成行為・運動

G
対人心理

いのかと思っていたことが，教わりクリアになったら少し心が軽くなったように感じています．

　頭の中の渦の一部は私の疑問や世の中のルールとはまた違う，人との関係やおもてに出すことがない感情などが分からず混乱しているからなのかもしれないと今この原稿を書きながら思っています．

　私は人から質問を受ければ自分の気持ちを伝えることが出来るようにはなってきました．しかし，自分からの発信は，いつも雑音と思われる奇声だけだと思います．誰も奇声の中に私の気持ちが存在するとは思ってもいないし，考えもしないと思う．

■: 大切な人に気づくまで

　いつもベッドに寝ていると，上から黒いものが覆いかぶさるように来ました．今思うとそれは，私の様子を見に来た大人だったのだと思います．でも私は，これが怖くてしょうがありませんでした．それは，顔の認識がなかったからです．目の黒い所しか認識できていないので，黒いのが動いたり，止まったりしたのを見ていたように思います．この時は，鼻も口もましてや顔の輪郭なんてありませんでした．

　1歳くらいになると，大人の人たちは，こちらの気分もお構いなしに「大きくなったね．」とか，「こんにちは．」と言っては，顔を覗き込んできました．私はそのような時，いい気持ちとは言えない気分になりました．とても怖かったのです．その理由は，私は顔を分からなかったからです．黒い眼球が動いているのと，唇が動くことしかみえていませんでしたから，人の顔は怖いものと思っていたように思います．

　私は，人のそばにいるよりも，ビデオやら家のもので一人で遊んでいたかった．姉が遊んだものを壊したり，口に入れてはグチャグチャにしていたようだが，それが姉のおもちゃという認識は全くありませんでした．今でもそうだが，他人の物でも勝手に触ってしまう時があります．その辺の成長は定型発達の人たちよりも，ずっとゆっくりな成長だと思います．

■: たくさんの人に支えられて

　私は真剣に大切な人は誰だろうかと考えたことはありませんでした．その時その時に私を助けてくれる人に出会ってきました．出会った時私は何も考えずに何となく過ごしてきましたが，その時々に出会った人たちに支えてもらうことができたから今の私がいることに気が付きました．

　私が覚えている最初の方から書いていこうと思います．

　母子通園施設から母子分離施設に移行しましたが，私はそこが好きになれませんでした．最終的には登園拒否をするようになりました．その時私の入園を許可してくださった幼稚園のS先生が最初の方かもしれません．幼稚園の先生方には本当にお世話になったと思います．母と離れてお泊りにも連れて行ってくれました．そのお泊りは，本当に楽しく思い出すと今もワクワクしてくるものでした．それと牧師先生のK牧師です．自閉症児との関わりを持ったことがないとおしゃっていたようですが，私の気持ちに寄り添っていただいていたように思い返すことができます．

　小学校に入り暗闇の毎日から救い出してくださったO先生．私と毎朝校庭を走ってくださったI先生．そして通級に一緒に行き，中学受験の時も付き添ってくださったI先生．私の未来への扉を開けてくださったO教頭先生の存在がなくては，今の私を語ることはできな

A
記憶

B
感覚
（聴覚・触覚）

C
認知

D
言語・
コミュニケーション

E
注意・実行機能
（セルフ・コントロール）

F
構成行為・運動

G
対人心理

いと思います．O 教頭先生との出会いがなかったら今の私は本当になかったと言っても過言でないのです．中学校の道を開いてくれたのも先生でしたから，先生の助言がなかったら受験することもなかったですし，神様の信仰をする学校で学びたいという希望も叶えられなかったと思います．

　受験を許可してくれた中学校そしてそこで指導してくださった先生方の，愛情はとても厚く，分け隔て無いようにと日々努力してくださった姿勢には今も本当に感謝しています．S 校長先生，K 先生，M 先生などお名前を挙げていったら全員を書かなくてはいけないほどです．この中学の時に培った，文章を読むこと，書くことが今の私の基礎となっているように思います．

　そして，中学，高校での同級生．特に，M ちゃん，A ちゃん，Y ちゃんなどクラブ活動や放課後まで学生らしい遊びも教わりました．この時代は私の本当の宝物なのです．大学でもたくさんの方々から協力をいただきながら，私は学校での生活を楽しんでいました．学校生活は本当にたくさんの方々の力をかりながらも，楽しく勉強ができたことには感謝しています．空き時間は，礼拝堂に行き，先生とのお話や出来る仕事を手伝わせていただきました．こだわりが強い私を暖かく見守ってくださった，W 先生や O 先生には今でも感謝しています．

　いままでのことを書いてきましたが，なんといっても私に小学 5 年から今までずっとかかわり続け，言葉や生活面などを指導，助言をくださる F 先生はなくてはならない私の大切な先生です．これからも，きっと長くご指導いただく事になりますが，よろしくお願いします．

　私が文章を書いたりできるのは，いつも一番身近にいる母のおかげです．そして家族のおかげでもあるのです．母が私に付き添うため，家の事をしないでいても，だれも不満や不平をいうことはありませんでした．だから，私は母の力を借りて学校を卒業できたのです．

　このお題をいただいたことで，私はたくさんの方々から愛情をもらって育ってきたことが分かりました．このお題をくれてありがとうございました．

1 ｜ みほさんへの質問

Q1 乳児の頃，人との関わりで楽しかったことはありますか？　それは何ですか？

みほさん あまりありませんが，高い高いは楽しかったです．

Q1-1 幼児期，小学校，中学校，高校，大学，その後でそれぞれ人との交流が楽しいと感じた場面はどんなときですか？　教えてください．

みほさん ・幼児期

　　　　大人の人で，私を理解しているであろうと私が思った人と遊ぶのが楽しかったです．

　　　　・小学校

　　　　4 年生くらいになりやっと同級生のことが認識できて，だれが何をしているのかにうすうす気がつくようになってきた．まだ顔がはっきりわからないが声とかで何となく名前もわかるようになりました．周りの人たちの言葉もわかっていたので，

同級生の会話に興味をもつようになった頃でもあるように思います.

・中学生

みんなと同じようになりたいとすごくもがいていたように思います.

母が付き添っていましたが, 休憩時間は母から離れ, ベランダで外の風景を見ていました. そんなとき, クラスメイトが何気なく声をかけてくれるのが嬉しかったです. 修学旅行は, 小学校も, 中学校もほんとうに楽しかったです. 学校内では聞くことができないような話をたくさん聞くことができました.

・高校

勉強と部活動がとても楽しかった. 勉強は先生に褒められることもあったり, 友人にノートを見せたり, なんか高校生の仲間入りをしたような思いでした. クラスメイトと移動教室まで急いで駆け込んだことを思い出すと, 今も笑ってしまいます.

部活動は部員が私だけになり廃部の危機に陥ったときに, 帰宅部だった何人かが入ってくれて廃部にならなかったので, そのときの同級生には感謝です. 部活も楽しかったです.

・大学

同級生や先輩, 後輩との少しでしたが, サークルでの交流. そこでの, 関わりがなかった先生たちとの交流から, いろいろな考えをもつ人がいる事を学びました.

・学校卒業後

世の中のさまざまなことが学べた 10 年だったと思います. その間に, 私の特性に理解をしてくれる人も, いるようになりました. まだまだ限られた人数ですが, 少しうれしいのも確かです.

世の中に出ていく勇気はまだありませんが, 少しづつでも前に進んでいけたらと思っています.

Q2 高いところに自分でいくのは好きだったと思いますが, 人に抱きあげられるときが突然でなければ, 例えば「今から抱っこしますよ」ということを何らかの方法で伝えられていたら, 違っていたと思いますか?

みほさん 思います. だって, 高い高いをするときは「たかい, たかい」と声掛けをしながらやってくれるので楽しかった.

Q3 不安なときは人に頼ろうと思ったのは, いつ頃からですか?

みほさん 中学に入ったとき. 通訳で母が付き添ってくれたときに, 母に頼っている自分に気がついたとき.

Q4 周りに人がいることを意識し始めたのはいつですか?　そのきっかけはなんですか?

みほさん ハイハイしているときです. 母に広い部屋に連れて行かれたとき, 子どもの声や, お母さんたちの声が, あちらこちらから聞こえてきたときです.

Q5 誰かに憧れたことはありますか?　もしあれば, いつ頃, なぜでしょうか?　そのことで自分の行動に何か影響がありましたか?

みほさん 私の憧れは, 姉です. 多分幼稚園の頃からずっとそうだったと思います. でも行動に移せたのは, 小学校で勉強をさせてもらえるようになってからかもしれません.

A 記憶

B 感覚（聴覚・触覚）

C 認知

D 言語・コミュニケーション

E 注意・実行機能（セルフ・コントロール）

F 構成行為・運動

G 対人心理

私も，できると思えたから，姉のようになろうと努力しようと思えた．

Q6 周りからの冷たい視線（蔑みとみほさんがいっていた）を感じたのはいつ頃，どんな場面でですか？　そのことで自分の行動が変わりましたか？　気持ちはどうですか？

みほさん　幼稚園の前の頃です．スーパーマーケットで走っていたら，「何なのこの子は」みたいな目をされたのを覚えています．その目がとても嫌でした．その目の意味が蔑みという意味とわかったのは，小学校中学年の頃です．本当に嫌な目でした．今もそのようなことはあるけれども．

　それも一度ではありません．母たちからも注意を受けてましたから，直そうと思ったのではないかと想像します．でも自分の行動をコントロールするのは今でも大変です．

　このようなことは数知れずありました．

Q7 周りから行動を注意されて行動や気持ちに変化がでるようになったのはいつ頃からですか？　どんな変化ですか？

みほさん　小学校に入学するちょっとだけ前の時期です．

　みんなと同じようにしたいのにどうしてだろうとか思ったこともありましたが，自分では思った行動，思いついた行動を優先していたように思います．自分では改善不能でした．

Q8 黒い渦のなかで家族への不信感，怒りがあったとのことですが，人に対して怒ったり，不信感をもつようになったのはいつ頃からですか？　またほかの人の気持ちが気になるようになったのはいつ頃からですか？

みほさん　不信感をもったのは，小学生のとき．でも，不信感と意味がわからなかったが，先生にそれと同じ感情をもっていたことがありました．それは小学校高学年生のときです．

　だからこそみんなと同じになりたかった．

Q9 自分にとって大切な人ができたのはいつですか？　そのきっかけはなんですか？

みほさん　小学校の支援級での臨時の先生．私の「勉強をしたい」という気持ちに気がついてくれたから．

Q10 大切さに段階がありますか？　何段階くらいに分かれますか？　その理由はなんですか？

みほさん　ざっと5段階くらいかな．もっと沢山に分ければあると思うけれど．

　すごく大切，大切，普通，あまり大切ではない，全く大切ではない．アンケートに答えるときくらいで，まとめられるので．これがみほのやり方です．

Q11 自分の気持ちを伝えることについて，年齢とともに（あるいは何かのきっかけとともに）変化しましたか？　どのように変化しましたか？　現在はどのように感じていますか？

みほさん　自分の気持ちを伝えることは，本当に大事なことだと思います．伝えてわかってもらえると，モチベーションが上がります．

　きっかけとなったのは日記を書くことで自分の気持ちやあったことが書けるよう

になっていき，母が内容を信じてくれるようになったのがきっかけかもしれません．

　今は言葉や，文章で伝えられるようになり，それを伝えると自分でも振り返れたり，喜びを感じたり，人と共感ができたりして世界が広がると感じます．

Q12 小学校のときから書いている日記はみほさんにとってどんな意味がありましたか？また今回，さまざまなテーマや質問を受けて書いたときと何か違いがありましたか？

みほさん 日記を書いていたことで自分の考えや意見を伝えられるようになりました．また今回質問に答えていくうちに，小学校での出来事やさまざまなことを振り返ることができました．

　独りよがりの考え方などもあったりしていたとも思いました．自分の特性に改めて，自分なりに向き合った時間でもありました．人のせいにしていたことも多々あったのではないかとも思いました．

　自分なりに自分を大切に生きるのが大切なのだと改めて実感し，助けてほしいこと，助けは必要でないことなど，もっともっときめ細やかに伝えることができるようになりたいと思いました．

　みんなと共に幸せになるために．

2 ｜ お母さんへの質問

Q1 みほさんが自分を求めていると感じたのはいつ頃から，どんな場面ですか？

お母さん 求めていると思ったのは，他人から質問されたとき私のほうを見て，答えていいのかな？　みたいな行動をとるようになった頃に感じました．

　それより前に，字を書こうとしたとき，私の手を自分の腕にもっていったときがありました．小学生の，多分3・4年生だと思います．でも，私は，自分を求めているとは思っていなかったと思います．ただ道具として使っているという認識でいたと思います．

Q2 みほさんの人への思いが変わってきたと感じたのはいつですか？　どんなきっかけですか？

お母さん 中学3年生の卒業作品で自分史を書いたときです．

Q3 みほさんの人への思いが変わって，みほさんの行動に変化を感じましたか？　それはどのようなものでしたか？

お母さん 先生が怖いということがまずなくなりました．行動の変化とともに，表情も豊かになりました．

　表情が明るくなりました．私も感情の変化が読み取れるようになってきたと思いました．

Q4 お母さんのみほさんへの思いは変化しましたか？　どのように変化しましたか？

お母さん 本人の考えを尊重しようと思うようになりました．それまでは，私がやってあげないとという強い思いばかりに私自身が振り回されていたように思います．障害をもっているから，私が私がと，してあげないといけないという気持ちが先走ってい

たように思います.

　でも, 本人に思いや考えがあることを, 教えられました. 思いを尊重することは, 今までのことがいろいろあるので, なかなかうまくいくものではありません.

　寄り添っていくことで, 気づかされることが沢山あります. 寄り添っていくことで, 本当のみほの姿を, 見られていると思っています. それは, 現在進行中です.

3 ｜ 神経心理学的見地から

1. 人に対する興味・関心（表1）

　定型発達の大きな特徴の一つは, 生まれつき興味・関心が人へと偏っていることであることはすでに述べた. みほさん自身がいっているように, みほさんには人への興味・関心がなかった. そしてこれに続く愛着の形成もかなり遅れた. 愛着関係を築けない乳幼児にとって, 食べることや排泄は半自動的に満たされる状況にあっても, 世界は不安に満ちたところであったであろう. それは成長とともに自らの無力さに気づくにつれ, わかる世界を保持したいという欲求につながっていき, 初めての場所や人への不安が拒否として表現されると考えられる.

　子どもたちは環境に自ら働きかけ, 成功体験を積むことで自己効力感が育っていく. また, 周りの人から認められて自信が育まれていく. 人の気持ちを察することに加え感覚, 認知, セルフ・コントロールなど複数の機能の困難さを併せもったみほさんが人から認められ, 自信を育てる機会は少なかったに違いない. そのことは不安を軽減することには繋がらなかったであろう. 自分に自信がもてない, 一人では生きていけないという不安が, 祖父母の死を通してずっと支え続けてくれている母がもしいなくなったらという底知れない不安を呼び起こし, 黒い渦となったのではないか.

表1　社会性の発達

生後9か月	共同注意
1歳	共感
1歳6か月	自分と相手の好みの違いを理解 機嫌をとったり怒らせたりする よい悪いがわかり始める 再接近期
2歳	反抗, 抗議の増加 固体化確立期 誇り, 羞恥, 罪悪感
3歳	好き嫌いの明確化 人との協調の芽生え
4歳	心の理論 グループにおける自分の存在の理解
5歳	道徳的な善悪の理解
6歳	大人依存から友達依存へ
8・9歳	同調圧力

A 記憶

B 感覚（聴覚・触覚）

C 認知

D 言語・コミュニケーション

E 注意・実行機能（セルフ・コントロール）

F 構成行為・運動

G 対人心理

2. 人への関心と表出言語等の関係

　みほさんの人への関心の低さは，人へ伝えることの遅れにもつながった．そのことは表出言語の遅れだけに留まらず，内言語の遅れ，ひいては言語による行動コントロールや内省の遅れにつながった可能性がある．もちろんこれには，情報統合の困難など実行機能の遅れも関係しているであろう．しかし，みほさん自身もいっているように，今回質問に答えて書くことでみほさんの内省が進んだ印象がある．みほさんの場合，お母さんの指導で小学校入学時から日記を書いており，それがみほさんの数少ない表出であった．

　最初は訓練の一環としてしなければならないものであったかもしれないが，成長とともにみほさん自身がいっているように「日記を書いていなかった幼児期は，先生の言った言葉やその周りの雰囲気などまで残っていました．でも，文字に書くことで，いらない記憶をいったん外に出すことができるし，少し薄くなるというか悪い記憶が中和されるように思います．」（A-1）と気持ちの整理に役立っていった．また，中学校のクラブ活動（科学部）で実験結果を分析し自分の考えを考察として表出した経験がきっかけだった，とみほさんは振り返っている．このことは人に関心を示さない自閉症スペクトラム障害を抱える子どもに，できるだけ早期に意思表示，コミュニケーションの訓練を行うことの重要性と，文字を使っての内省，思考の機会を提供することの有用性を示唆している．

3. みほさんの学びと大切な人たち

　みほさんが周りの人の気持ちに気づき始めたのは小学校の高学年頃からとのことであるが，これは見事に Baron-Cohen の提唱する高機能自閉症スペクトラム障害児が心の理論を獲得し始める時期と一致する[1]．「黒い渦」事件はみほさんが 30 歳頃のことである．次々に祖父母を亡くし，同居していた祖母が亡くなり，頼りにしている母までもがいなくなるのではという不安が増していった．みほさんは通常は思いをめぐらすことをしないといっている．しかし，このときには確かに想像している．みほさんは苦手としてきた心の領域でもこれまで色々なことを学び，さまざまなことができるようになってきている．その分，苦労も増えているに違いない．

　みほさんが沢山の大切な人たちと巡り合い，今，自分がここにいることを感謝していると知り，みほさんの人生の豊かさを実感する．

文　献 ···
　1）Baron-Cohen S, Leslie AM, Frith U：Does the autistic child have a "Theory of Mind"? Cognition 21：37-46, 1985.

巻末資料

みほさんの成育歴

年齢	住まい	
	母実家	39週　3,410g　自然分娩
生後1か月過ぎ頃	母実家	【チェック項目】 ・先天性代謝異常の検査　陰性 ・お乳はよく飲みますか．はい ・裸にすると手足をバタバタしますか．はい ・目の前で手を動かすと，それを目で追いますか．28日頃から ・泣いているときに声をかけると泣きやみますか．はい ・おへそは乾いていますか．はい 【記入事項】 1か月健診：育児上で心配なこととして，黄疸が1か月近くまで残った．母乳の出がよくない．
生後3〜4か月頃	A町	【チェック項目】 ・首がすわっていますか．3か月10日頃から ・あやすとわらいますか．3か月中頃から ・見えない方向から声をかけると，そちらへ顔を向けますか．3か月中頃から 【記入事項】 3か月20日頃に風邪をひいた．熱は37.5度だったが，咳がひどく痰が絡んでいた． 混合　離乳開始
生後6〜7か月頃	A町	【チェック項目】 ・ねがえりをしますか．6か月5日頃 ・体のそばにあるおもちゃに手をのばしてつかみますか．5か月頃 ・家族と一緒にいるとき，話しかけるような声を出しますか．はい ・（7か月児について）おすわりをしますか．6か月25日 ・初めて歯が生えましたか．いいえ 【記入事項】 6か月13日頃から突発性発疹 6か月健診：腹這いの練習，離乳食を進める．日光浴，予防注射を進めるとある． 7か月健診：発育良好　日光浴　絵本　話しかけ　9か月から3回食を指導 8か月健診：標準　特になし
生後9〜10か月頃	A町	【チェック項目】 ・はいはいをしますか．はい ・支えられて，立っていますか．7か月20日頃 ・指で小さいものをつかみますか．7か月頃 ・人見知りをしますか．はい ・離乳食は順調ですか．はい ・歯について気になることがありますか．いいえ ・笛やラッパを吹いて遊びますか．いいえ 【記入事項】 9か月健診：異常なし 11か月健診：異常なし
満1歳頃	B区	【チェック項目】 ・つたい歩きをしますか．10か月頃から ・テレビやレコードなどの音楽にあわせて体を動かしますか．いいえ ・パパ，ママ，マンマ，ブーブーなどのような言葉をいいますか．はい　11か月頃からしかし，はっきりとしない．言えるような気がする． ・大人のいう簡単なことば（おいで，ちょうだい）がわかりますか．はい　11か月頃 ・大人が相手になって遊んでやると喜びますか．はい 【記入事項】 あまり声を出さないので，言葉が遅いような気がする
満2歳		C市児童相談所　初回相談 冬頃　C市療育グループ　母と子で参加 平成2年4月〜　D母子通園型療育施設
満3歳		平成3年4月〜　E母子分離型療育施設 ・円形脱毛症，登園拒否などがあり途中退園
満4歳		平成5年1月〜　F幼稚園
		平成6年4月　G小学校入学　情緒障害児学級

(「母子手帳から」は「生後6〜7か月頃」〜「生後9〜10か月頃」の行にかけて縦書きで記載)

中学校 3 年生のみほさんより
～中学校の卒業研究～

自閉症とともに

　もし，地球と同じ形で全て同じだけど，気質だけが自分と同じ様な人間の星があったら自閉症のあなたはそこへ移り住みますか．それとも，このままこの地球にとどまりますか．

　違う星を，国を作りたい．そこには，みんなとちょっと違う人たちが住んでいる．人に嫌な顔をされたり，変な人と影で言われること無く，堂々と生活できる国．宇宙人のような，人たちの集まりだが一人一人が，楽しく他の人と同じでなくても，生活できる国．

　いつの頃からだろうか，そんな風に考えるようになったのは．今の，この世界は私たちには，あまりにも規制がありすぎる．人とのコミュニケーションがうまく出来ない私たちには，息苦しい世界になっています．

　おじいちゃん．おじいちゃん達の世界はどんな世界ですか．今の私は 6 年前から見ると変わっているかしら．もう中学も卒業を迎えるだけになってしまいました．私がこの世に誕生した時から思い起こそうと思います，聞いててくださいね．

　昭和○○年○月○日午後○時○分この世に生を受けました．でも，生まれ出る前からの記憶があります．とっても暖かく居心地のいい暗い部屋に「もう出て行く時間です。」という声がどこからか聞こえてくるのです．そう言われたらトンネルの所に出て行かなければなりません．そこからは自分の意思に関係が無く吸い込まれるように進んでいくしかないのです．暗くてとても窮屈な時間を経て明るい世界にでるのですが，私は，暗くて窮屈な他に，とても苦しい思いをこの中でしていました．それは，私の首には臍帯が巻いていたからです．今思えば苦しかったのは，それが原因なのかもしれないと思います．もう苦しみはここから始まっていたのかも知れません．

　私は，これを境に小さな時の記憶はさだかではありません．すぐに思い出すことの出来る記憶は，満一歳と半年ぐらいでしょうか，母と一緒に通った所の事です．私は，姉と公園に行ったり，買い物に行ったりする他は，父が休みの時以外遠出をすることは無いように記憶しています．しかし，私の検診に知らない女の人が自宅に来てから，母は私にいろいろな事を教え始めたように思われます．むきになっていると言う言葉がそれにはぴったりだと思います．母とのそういう生活とともに，私はバスでのお出かけが多くなったのです．その場所には，たくさんの子供たちと大人（子供たちの親）が来ていて，指導をしてくれる人たちもいました．音楽にあわせて踊ったり，ジャンプしたり，お話を聞いたりしていたと思います．でも，私はそこがどうしても好きにはなれませんでした．隙があればそこを逃げ出そうと考えていたように思います．逃げ出そうと何度かチャレンジもしましたが，失敗に終わりそのたびに，母から大目玉をもらいました．母は，まだこの時は私が障害を持っているとの自覚はなかったようです．「ただ言葉が遅れていて，落ち着きが無い子だとだけ思っていた。」と，後から聞きました．

　このころか，もっと後なのか忘れたと母が言っているが，「新聞の悩み相談のところに，『甥がテレビのコマーシャルの真似はするが他の言葉は話さない』との相談があり，そこには『自閉症かも知れないので診断を受けたら.』という記事を見たこと，それが頭から離れなかった」と，聞いたことがあります．私の診断はまだもらっていなかったので，神様が母の気持ちにクッションをひとつ与えて下さっていたのではないかと思いました．

　それから，どのくらい後かはしりませんが，母が私の障害名を知ることになるのです．

　このころの私は何でもかんでも口に入れ，汚いものもきれいなものも区別がつかなかったようです．というより，どんな味がするのか確かめたかった．ごくりと飲むことは無かったと，母も言っていることから，よく言えば探究心があったのだということです．でもこの何でも口に入れると言うのは，小学校に入ってからも，続いていたと思います．

母子通園施設に入る

　翌年の四月から母子通園施設に通うことになりました．年少さんになるまえの年ですから，2歳ぐらいだと思います．ここには一年お世話になりました．みんなから「Kチャン」と言われていた男の人が，ボランティアで来ていました．先生がたもやさしかったけど，この人が来るとみんなで奪い合いになったことを思い出されます．ここには，男の子が多かったために，私は居場所を見つけることが出来ずにいて，隣りの保育所の園庭に行っては，保母さんに戻されていたように記憶しています．この頃の私は，部屋にたくさんの人がいると，居場所を見つけることが出来ずウロウロとしていて，母が無理やり座らせるものなら，のけぞり抵抗していました．だから，いつも母がはじめから抱っこしていてくれました．一人乗りブランコも苦手でした．後にみんなが驚くくらい高くこぐブランコも，この頃は怖くて誰かに抱っこしてもらわないと乗れませんでした．好きな事，何だったのだろう．でも，人から「何かしなさい」と言われるのは，もう嫌になっていました．自分の今いる気持ちのいい時間を，壊されるのがとても嫌でした．ジャングルジムや高いところ，プールは大好きだったと思います．高い所は，人々から離れ，人を客観的に見ることが出来たからかもしれません．怖いもの知らずで，高いところから，誰の手も借りずにピョンと飛び降り，周りの人たちをどきどきさせていました．でも今はそんなこと，出来たことが不思議でなりません．

　ここは，週に2から3日通っていたと思います．ここは，子供の療育とともに障害児の親となった，母親や父親の考える所．同じ悩みを持つ，親が話せる場所だったのかもしれません．母はここで出来た友達と今も仲良くしているようですし．

　母親の落胆は，きっと想像できないものだったと思います．母の夢は，女の子が2人になった時に，将来の目標をつくったようです．幼稚園から私立に入れて，3人でお出かけしたりしようと．でも，これが足元から崩れてしまったのです．母の友達は「ここにきた時は，すましていて近寄りがたかったのに，今じゃねえ.」と母はここでとても強くなったと言っています．ここでは，もう一つの出会いがあります．「療育教室」との出会いです．ここで一緒だった人から療育教室の事を聞いてからは，少しでも良いほうに向くならとそこのことを調べ，資料も取り寄せたということです．しかし，本部は外国にあり，日本で何回か研修を受けその後行くと知り，そこは断念しなくてはならなかったそうです．そこの研修や診療には両親が一緒で無ければならなかったのです．父の仕事の関係上無理な話でした．そこをあきらめられなかった母

は，日本でも同じようにやっているところがあると調べてきたのです．そこでここには小学五年生まで通いました．

療育教室で

療育教室には，長期の休み春，夏，冬休みには必ず行っていました．そこで，プログラムを組んでもらい，それを次回訪問する時まで毎日家で実行するのです．内容は，体操と私たちが呼んでいたものと，もう一つは漢字カードを見るもの，この体操とあわせてしなければならなかったのです．この組み合わせを一日五セット，漢字カードは赤文字でB5判の用紙に書いたものを，五枚ずつセットの五組これを五回，これが一回の内容です．人手がいる体操もありました．

二つ違いの姉はこれを始めてから，毎日手伝いをしなければならず，今思うと申し訳なかったと思います．姉は幼稚園児の時からずっと，文句を言いながらも続けてくれました．

父の仕事の関係で，父が留守をすることが多かったために，倍の時間がかかることもあったのですが，それを毎日何年も続けてくれた母には，感謝しています．しかし，この療育は大学の先生からは，評判は良くなかったようです．でも，何の手立ても無く時間を過ごすことは，母には出来なかったのだと思います．どんなことでも後で「後悔しないようにしたい．」これは，友達などから批判を受けたときの母の返事でした．これをやったから，治るわけではないけれど，今よりも状態が良くなればいいと言って続けてくれたのです．母や姉，そして父親にもたくさんの時間をもらいました．でも，私だってガンバッタのです．いやいやでも「体操」と言われれば，すぐ台の上に横になったし，カードにもきちんと答えていました．どんなにつらくても私もがんばっていた事は，ここでも強調したいことです．

毎日の体操や，カードはつらい事もあったけど，教室の帰りか，行きに必ずディズニーランドに連れて行ってもらっていたので，教室に行くのはとても楽しみにしていました．そこの先生達もとてもやさしい人たちで，決して先生たちの考えだけで行動はしませんでした．私の同意を得てからの行動でした．そして，出来ないことにあまり時間を掛けずに，出来たことをたくさん褒めてくれました．だから，次もがんばって言われたことは出来るようにしてこようという気持ちになれたから，家での訓練にも耐えていたのかもしれません．先生方は本当にやさしい方達でした．

通園施設に入る

母子通園施設を一年で卒園すると，通園施設に入ることになりました．私より年上の人たちは保育所の統合保育の方に行ったので，知り合いはだれもいなくなりました．それが原因ではないのですが，どうしてもここには行きたくなかったのです．今思ってもなぜあんなに行きたくなかったのか，不思議でなりません．ただここで初めて，母親と一日離れて生活するというのが始まったのです．

私は誰かに抱っこかおんぶをされていないととても不安でその場所にいるのが辛く，どうしようもない気持ちでいたことを今でも忘れられません．私が一番好きだった「M先生」は腰を悪くされ途中でお辞めになりました．私がいつもおんぶをせがんだからだと思うと，今はとても悪いことをしたと思います．でも，そうしていないと不安で不安でたまりませんでした．その頃の私を見ていた人にすれば，「そんなそぶりぜんぜん見えなかった，いつもいつも動きま

わっていたじゃないか.」と言われるかもしれませんが, それを相手に伝えることも知らなかっ
たし, それが不安と言うものだということも今だから分かる. その時の私は, わからない, 怖
い, ただそれだけで動いていたのだと思います. 家に帰ってからの, 母との関係が今までとは
違いギクシャクしていらいらしたのもこの頃です. 何時も一緒にいたので, 私の行動には的確
に反応してくれたのに, 私の要求が分からなくなったようにとても反応に時間がかかりまし
た. でも, いつもやらなければいけないことは, 私の気持ちはお構いなしに進められたのです.
私と母はこの時同じような気持ちでいたことを, 母の話から後でわかるのですが, この時ほど
寂しかったのはありませんでした. 母と別れて過ごす時間は, 私にとって悪魔がきているよう
に感じていたのかもしれません.

　私はここにいる人たちがほかの人と, ちょっと違うと思うようになったのは, 自分が母と買
い物などに行くと, 回りの人の視線を感じるようになったからです. でも, この園には私と同
じ事をする人たちや, 麻痺を持って動けない人もいたように思います. 私はなぜ, みんなから
注目されるのだろう. 賞賛とか褒め称えているのではなく, まさしく驚異の目で見ているのが
伝わってくるのです. スーパーに行くと今もそうですが, オウーとかヒィヨーとか, 普通の人
はあまり声に出さない声をだしたりします. それに自分の好きなコーナーに突進するのを見て
いると, きっとそんな目で見るようになるのだと思うのです. 見てる人たちは, すぐに見てい
ませんと言う目に戻しますが, またそれがわざとらしく見られてる方は, それでまた嫌な思い
をするのです.

　これは, 子供から大人までがやることです. 何時もこのような目で見られていると, 自分は
他の人と違うのかも知れないと思ってきます. でも, そう感じても変えることができないまま
にいました.

　私は家にいる時は, 自分の居場所がありましたから, 他の家に行くとか, かってに外に出る
とかはこの頃はありませんでした. しかし, 通園施設は, 私の落ち着ける場所を見つけること
を出来ずにいました. どうしてもウロウロしてばかりしてしまいます. あげくのはてに, ここ
から出たくなる時もありました. 私は周りが一枚の絵のように見えていたので, 窓から見える
のはすぐ触れるように感じたり, とても近くに感じていました. だから「ここを出ればあそこ
に行ける.」と思うので, そう思って園を脱走するととんでもないところに行ってしまい, 大騒
ぎをさせたことが2回から3回あったと思います. 覚えているのは, 田んぼに入ってしまった
こと, 神社に行っていたこと. どちらも行こうとしていったのではなく, 初めはきっと近いと
思って出たのにとても遠くにあり, そのうちそこが見えなくなって, どこに行っていいのか分
らなくなったという感じです. 絵に見えるので, 奥行きなどは全く分りません.

　絵に触るとそこは底なし沼のように, 私を奥に飲み込んでしまうそんな感じがしていまし
た. いやだいやだと思いながらいたら, 円形脱毛が数箇所あったのだそうです. これは, 母に
あとからきいた話です. そんな兆候があったら早く代えてくれればよかったのに. と思いまし
たが, ここにいれば私の状態が良くなると, 母は思っていたようです. でも, 園バスに乗るの
が嫌で家を出るのに苦労したり, いろいろなことの積み重ねで, 姉と同じ幼稚園に途中から入
る事になりました.

幼稚園に行く

ここは，姉のお迎えなどで何度も来ていた所だったので，違和感も無く入れました．みんなと一緒にやることもあるけれど，自分の好きな事をしていても良い時間もあり，私にはとても居心地が良かったと思います．ここで一番楽しかったのは，ホールにいろいろな運動具や，空箱，おもちゃを置いて自分でそれで遊ぶ．これは，友達と同じ事をしなくてもすむので，自分の考えで動けばいいのでとても気持ちが楽でした．ですから，後の時間みんなでいっしょのお絵かきなども，みんなと同じように座って出来たのだと思います．ここでは「何かやって見ようかな？」という気持ちが生まれてきました．でも，まだまだ平面にしか見えていませんでしたから，一人で行ってしまっては大騒ぎになるのです．自分ではちょっとそこまでが，そうではなくて，回りの人に迷惑をかけてしまっていたのです．今思うとなんて浅はかと思えるのですが，その時はそこに行きたくて行きたくてしょうがありませんでした．何回かそういうことをすると，回りのお友達が気を付けてくれるようになり，何かしようとする私に声を掛けてくれるのです．その声に「はっ」と気がつくのです．したいと思ったら一直線なので，回りが見えていません．その声で我に帰り，生活に戻ることができました．この時の園の人たちは，私を手のかかる仲間としてみんなが受け入れてくれているのが分かり，特別でもなくいごこちがとてもよかったです．畑にみんなで歩いて行きへとへとになったこと．クリスマス会で天使の役をやったこと，みんなと同じように全てに挑戦させて貰い嬉しかったし，楽しかった．

一番楽しかったのは，お泊り保育でした．初めて母と別れてのお泊り．母ばかりでなく，先生方も不安だったようです．無事な帰宅，その時私がはじめて話したと母が何時もいいます．母の「楽しかった」の質問に「楽しかった」と．本当に楽しかったのですから．ここの仲間たちは，私にみんなと同じように接していてくれました．手のかかる一人の同年代の一人として．だから，小学校に入学するのを楽しみにしていました．

特殊学級に入る

入学式はその場所にいたくなくて座っていることが出来ませんでした．先生が抱っこして座ろうとするのですが，のけぞって抵抗したのを覚えています．入学式も満足に出席できない子が，みんなと同じクラスで勉強が出来るとは思えないので，特殊学級に入れられたのだと私は思っていました．でも，そうではなかったのです．「自閉症」という障害を持っていたことと，知能テストがいつも判定不能で（テストを受けることも出来ない最悪な状態であった）本当に手がかかり，何を考えているのか，第三者には，理解しがたい子供だったのだと思います．でも，私は幼稚園で一緒だった人たちと机を並べることを楽しみにしていたので，とてもがっかりしました．

特殊学級は「●●学級」と呼ばれていました．朝自習のときに，6年生の人たちが代わる代わる遊びにきてくれるのです．その人たちの中で，2人のお姉さんと仲良くなりました．初めての学芸会の時は，先生の付き添いではなく，お姉さんの付き添いで参加しました．先生には感じられないものが，お姉さんにはありました．それが何であったのか良くわかりませんが．小学校は，私にとって楽しいところではありませんでした．

入学するとすぐに，先生の大きな声そして「いけません．」「だめでしょ．」「だめ．だめ．」と言う声ばかり聞こえていました．先生が怒る声に，教室にいるのが嫌にもなりました．怒る声

119

が，大きいので怖くなり，誰かにそばにいてほしくなりました．でも，それを言って表現することができません．ただ，ウロウロするだけで落ち着いて座ることも出来ない状態になっていました．朝先生がいないので外に行き，知らない家に入って行った事も何回かあります．先生たちは「原因がわからない．」と言っていたけど，大声や，嫌なことをされたら，誰だってそこにいたくはないと思います．私は，こうと思うと後先も考えずに行動してしまうので，その時に名前と呼ばれると，「ハッ」と自分にかえることが出来るのですが，何もないと突き進んでしまうので，後で大目玉をもらうはめになったことが，たくさんありました．そのたびに，母は頭を下げに回ってくれました．

　今考えるとどうして，こんなにも非常識なことをたくさんしたのだろうと思います．学校の隣りの家に入って行ったり，スーパーに行ったり，あげくに学校からずいぶん離れた所に行って大騒ぎになったこともありました．

　どこに行ったにせよ，初めから目的があって行動したのではなく，「学校から離れたい」「今やってるものから逃げたい」の一心で体が勝手に動いてしまっていたように思います．全てにおいて，考えてやったことではないように思います．嫌な場所から逃げることしか考えていない，浅はかな時代だったと思います．

　先生からは，入学して半年過ぎた頃に「みほちゃんは，座って授業を受けることが出来ないので，私には教えられません．」と言われています．これは，母があまりにも先生からの連絡帳に悪いことばかり書かれているので半分切れて，こんなことばかりしているから，「先生みほを教えられないって言っている．」と母から聞かされました．一年に入学してからずっと日記を書いたり，本を声を出して読む練習を毎日続けてやっているのに，学校に行くと，線を引くことしかやらせてもらえませんでした．だから母に線引きだけでなく，他のこともやらせて貰えるように頼んでもらったら，前のような返事が返ってきたということです．先生からすれば，本当に言うことは何も聞かないし，勝手に出て行ってしまうし手のやける子供だったのだと思います．私からしたらなぜ毎日の勉強が線引きなのつまらない．三・四年になり，今度は違う先生からも，同じ事を言われるはめになりました．「児童相談所に行って相談して下さい．」とまで言われていた私です．ところが四年生のときに補助教員として入った，O先生が母の話を信じてくれたのがきっかけとなり，私の人生・生活は変わっていくのです．

　前にも書いたように，一年の時から日記をつけていました．でも，一人では書くことが出来ず，母から体に手を触れてもらって書いていました．手を持っているのではなく，体に触れていればよかったのです．それも母は先生にずっと言い続けていたのですが，学校での態度が最悪だったので誰も信じてくれる人はいませんでした．ましてや「母の思い込みだ」と言って信じてくれませんでした．私が母に言っていることも，私が話せないと思っている先生方には全て母の考えだけを言っていると思われていました．母は何時も「嘘をついても何にもならないのに．」と言っていました．

　でもO先生は信じてくれたのです．何時も付いてくれていた先生が風邪でお休みをしたときに，母が言ったように体に触ってくれて作文を書かせてくれたのです．今まで学校では，字一つ書けないと思われていたから，先生達はとてもビックリされたようです．作文といっても，ほんの数行，いえ何文字かだったかも知れません．それだけでも，先生方がビックリするほど

私はそれまで何も出来ない子と思われ，母の話は作り話，また思い込みと思われていたのです．こうなると，先生達は次から次へと新しいことをさせて見ようと思うようです．簡単な算数の問題，それをクリアすると学年の問題が次々に上がっていきました．そうなると今度は，いつこのようなことを覚えたのか，というふうになるようです．何も分らないと今まで思っていた子が，本当は学年の子と同じ様な学力があるかもしれないと分かると，先生達も一生懸命これからの事を考えてくれるようになりました．一番心配してくれたのは，O先生でした．O先生が赴任していたとき，私の態度があまりにも幼稚だったことから目をかけて生活面でいろいろとアドバイスをしてくださっていたのです．勉強が出来ることが分かったので，やっと念願だったお友達のクラスに行き，勉強が出来るようになりました．でも，一人で書くことが不安でペンが進まないので，O先生がずっと付き添ってくれました．その頃から，わたしの脱走劇はなくなっていきます．

　あるとき私は，学校内にいました．でも回りの人がみんな風のようにただ私の前を過ぎて行き，私はひとり檻の中にいるような錯覚に陥りました．そして，誰かに自分の存在を分かってほしくて窓から桟に飛び降りるという暴挙に出たことがあります．その時の孤独感はいまでも忘れることは出来ません．

　みんなと同じクラスで勉強できることは，私にとってとても嬉しいことでした．しかし，その結果母は十年らいの友人を無くすことになるのです．母は私が，学校で起こった事やその内容がわかるようだと話していたので，私が通級することになった時も，一緒に喜んでくれると思っていたようです．しかし，世間はそんなに甘くはありませんでした．私が通級するようになってからは，母は「針のむしろにいるみたいだ．」と言っていたのを覚えています．母には悪かったけれど，私はとても楽しい学校生活をおくれるようになりました．朝のI先生とジョギングから始まり，毎日同級生のいるクラスに通い勉強ができる．新しいことがわかる，実験などにも参加させてもらえる，初めての時はドキドキしてパニックみたいになったけれども，O先生や担任の先生のおかげで，何とか参加できるようになってきました．学芸会は，学年のと特殊学級のとを掛け持ちでやったり，自分でもがんばってると思うほど一生懸命でした．なんといっても，6年生の時の修学旅行です．友達と同じ部屋に寝ました．先生もいなかったので，みんなやりたい放題，枕投げや友達の言葉の一つ一つが，学校では味わうことの出来ないものばかりでした．しかし楽しい旅行が終わると今度は，中学校をどこにするかということになったのです．私はこれからも勉強がしたいといいましたが，中学校では専任の先生をつけるのは無理だと学区の中学校からは言われ，このままでは前の生活に戻ってしまうかも知れないと言う不安がよぎりました．そんな時O先生から，「私立の中学校にあたってみたらどうか．」と言うアドバイスもあり，両親はまず電話で障害児を受け入れてもらえるかどうかを聞くことにしたようです．二・三校あたってみたら，一校だけ話を聞こうとなったようです．先生にテストや作文，知能検査などの資料を作ってもらい，両親は学校に交渉をしに行ってくれました．そんなときに私立中学校の先生が小学校にこられたので，O先生が私のことを話してくれたのがきっかけで，今こうしてこの学校にいられるようになったのです．6年の後半から，てんかんの発作が頻繁に起こり，登校中や勉強中にも起こっていましたから，受験の時に起きたらどうしようと，みんなで心配していました．何度も小学校に足を運んでくださった，G先生とS先

生にはとても感謝しています．でも本当のところ試験には，合格すると誰も思ってはいなかったと思います．試験が終わり小学校に挨拶に行ったら，「あとの事はその時に考えようね．」と言われたのを今も覚えています．

私はもう入学するつもりでいましたから，なんてこと言うのだろうと思いながら聞いたのを，昨日のように覚えています．試験が合格と分かるとまた回りの人たちの私を見る目が変わってくるのです．人間って不思議なもので，何かが出来るのがわかると，人が変わっていないのに賞賛の目で今度は見るのです．「同じみほなのに」こんなに不思議なことはありません．何か人と違うことが出来るようになると，同じ人なのにこんなにも，人は接し方や待遇が違ってくるものなのだと言うことを，身をもって体験しました．何も出来ないときは，本当のことを言っても誰も信じてくれることがなかったのに，今では母が言ってることをみんなすぐ信じてくれるようになったのです．見た目では判断してはいけないと，大人の人は何時も言います．しかし，それは違っていると思うのです．子供それも幼稚園ぐらいの子供のほうが正直だと思うのです．変だったら「赤ちゃんみたい」と言うし「あの人ちょっと変だ．」と言います．でも大人はそれを見てみぬふりをして，通り過ぎてしまい良くなった時にだけ，親切そうによってきます．そんなことでは本当の，ノーマライゼーションは生まれてこないと思いました．

話が横道にそれてしまいましたが，この中学受験と同じくらい大事なことが6年に時におこりました．今言葉でお世話になっているF先生との出会いです．

F先生との出会い

ご存知の方も多いと思いますが，私の発音は母音しかはっきり聞こえず，子音が発音されていない状態だったので，聞き取れるのは何時も一緒の母だけでした．まだ，自閉症の子供に言葉を練習させてくれる所はありませんでした．練習しても，自閉症独自の発音は，治らないと思われていたからです．しかし，「何時もみんなとお話がしたい．」と言っていた私の希望を，K先生がF先生を紹介してくださった事で，少しずつ願いがかなうようになってきたのです．F先生も初めは落ち着いて，座っていることの出来ない私にとてもてこずっていましたが，今は言っていることを少しずつ分かってもらえるようになるまでになりました．たまに冗談を言っては笑わせながら，練習は楽しくもあり，苦しくもあり，でも将来話せるようになることを，夢見て今も日々練習をしています．先生からは，「お友達と話すようにするといいのに．」と言われその時は，私もそのつもりで「やってみます」と返事はするのですが，学校に行くとなかなかそうもいきません．最大の原因は，私が人を寄せ付けないようにしている態度にあると思っています．でも，少しずつ練習してきたことを，出せればいいと思います．

中学生になって

入学式を目の前にして私はとんでも無いことをしてしまいました．入学式はみんなと同じようにきちんと，立派にしないといけない．そればかりを考えていました．みんなと同じように，「薬を飲めば治る．」と思い先生からもらっていた薬を全部一度に飲んでしまったのです．もう大騒ぎになったのはいうまでのことではありません．市立病院に緊急入院になりました．そのためみんなで楽しみにしていた入学式は欠席，周りの人たちにも迷惑をかけてしまったのです．この頃は，全部みんなと同じようにしないといけない．そのことで自分自身ががんじがらめになっていたように思えます．退院してから始めての登校．とても不安でした．でも，クラ

スの中に入って行くことができました．それもすんなりと．初めての所はとても怖くて入れないのに，すんなりと入ることが出来たのは，クラスの雰囲気が「入ってもいいよ．」と言ってくれてたからだと今も思っています．入院していた時に書いてくれた寄せ書きなどクラスメイトの気持ちが，私の怖いという不安な気持ちを打ち消してくれたのだと思います．私がいるだけで足手まといになることが多かったのに，誰も文句も言わずに仲間として受け入れてくれたことにはとても感謝しています．合唱コンクール，みんなが緊張しているのが分かるので舞台を「降りる」と言ったときみんなで話し合いを持ってくれたこと「みほも萩の一員．みんなで一緒に出ようと．」言われたとき，言いようのない嬉しさとクラスメイトのやさしさに改めて感謝しました．

　２年になり羽黒山の登山，みんなに追い越されながらも登りきったことの充実とグループで作った夕飯．母との参加だったけど，他の人の考えや，行動を知りまた一つ勉強になりました．放課後の科学班での活動も，先輩たちと関わることが出来て，良かったと思います．それまでは陸上班に席を置いていましたが，先輩とはあまり顔をあわせることがなかったので，充実していた日々でした．この時のクラスメイトは，１年の時とはまた違いとても楽しい人たちでした．

　三年になり勉強も難しく，毎日アップアップの生活．そんな中での文化祭や，修学旅行いろんな人に助けられ楽しい日を終えられました．中学は人間関係が複雑で，目には見えないけどあちらこちらで小さなトラブルが起こっていることを学び，私は人の親切は見えないところにあるのを学んだ修学旅行でした．表立った親切もあるけれど，見えないところにある親切．これを知ったのがとても良かったと思いました．何時もふざけていたり，先生に注意を受けていても，そっと手を貸してくれる，そんなことが出来る人がいるのだということが，人を見た目で判断してはいけないということなんだと改めて思いました．

　中学校では，勉強ということの他に，「私は私でいいのかもしれない．」と思えるようになったことが，何より収穫かもしれません．私はわたし．この地球で生きていくことは，今もとても難しい規制がある．しかし，私はみんなと同じようにはなれない．このどうしようもない私と言う物体も，地球上の一つであり，みんなと生きていかなければならない人間一人であること．私のように自閉症といわれている人にも，もっと状態の良い人もいれば，悪い人もいる，いろいろの問題を抱えているので，私一人を見て自閉症はこういうのだと思って欲しくない．でも，似ているところはあるので，いろんな自閉症の人も見て欲しいし，仲間に入れて欲しい．障害をもっていない人に個性があるように，自閉症と言われる人にもそれぞれの個性があるのだから．私はフィルターの役目になれればいいと思う．

　もうすぐ卒業を迎えることが出来たのも，学年の先生方や，同級生周りの人たちの力があったから，これから迎える高校生活をどのように過ごすか，楽しみでもあり，不安でもあり．

大学卒業後のみほさんより

　自分は一人では何もできないと思っていました．でもご飯は食べることができます．服を脱ぐことができます．トイレにだって一人で行くことができます．

　一人でもできるのがあることがわかりました．ずっと一人でできるまわりの人を羨ましく思えてしょうがありませんでした．でも，私にも一人でできることがたくさんありました．

　ではどうして，一人では出来ないことが多いと思うのでしょうか．

　私は思い起こすと小さな時から鉛筆やクレヨンで描く時は母が隣にいてくれたように思うのです．大人になってもできる事は小さい時とあまりかわっていないのはなぜなのですか．私が一人でできるようになればどんなに世界が広がるのだろうといつも思っています．

　思っているだけではらちが明かないこともわかっているのに，どうしてもひとりでしないのかとおもいます．でもできないのです．自分の考えがあまいのですか．

　自分ができないのはどうしてなのだろうか．失敗が怖いから，それとも自分自身に自信がないからなのか．原因は一つではなくそれらがすべて当てはまっていると私は思います．ついでに失敗して怒られるのも嫌です．

　みんなはどうして一人でできるのですか．失敗する心配や不安はないのですか．誰でもが一人でやっていることがどうして私はできないのだろうか．これも「自閉症」という障害のためなのだろうか．自分ができないことを障害のせいにするのは自分でも情けないことだが，現実問題自分一人でできる事は限られているのだからしょうがないのである．

■ ■ ■ ■ ■

　自分が生まれた時はまさかこのような人生をたどるとは思ってもいなかった．

　生まれた時の苦しさとは違う苦しさが今私を苦しめている．生まれる時は光を目標に進んでいけば良かった．自分にとって目標はとても大事なものなのに，今はその目標も霞んでいる．自分は何をすべきなのか．架け橋となるべく，目標を立てていたが今はそれも机上の空論に終わってしまっているように思われてならない．こんなことではいけないと思いつつ，毎日が過ぎて行っている．

　勉強する機会を与えられていたのに私は，学んだことを活用することができていない．それがとても悔しい．今までの勉強は一体何だったのだろう．このまま何の目標も持たずに生きていくことは私には辛いことでしかない．神様は私たちに試練をお与えになるがその試練は必ず解決できるとも言っている．それなら私が解決できるのはいつになるのだろうか．

　先生は，私にしかできない体験をしてきていると言ってくださった．でも自閉症の障害を持った人は大なり小なり困難な人生を送ってきているのではないか．偉い人になりたいと思っているのではない．ただ少しでいいので私たちの感じ方をわかってほしいのです．今は，たくさんの方がそれぞれに，本やブログを書いているようです．しかし，言葉のない自閉症児・者がどのように考え暮らしているのか知る人は少ないと思います．私はともすれば高機能自閉症

と言われますが，小学校の中学年までは，誰一人として私が字を読めるとは，思ってもいない
ほど手のかかる子どもでした．野生のサルが人間の姿をして生活をしているかのようだったの
でしょう．今の私を見るとその頃の人たちは「あのみほちゃんがねー．」といいます．しょうが
ないけどちょっといつも悲しくなる場面です．だって，私だってやりたくて野生の猿になって
いたわけじゃないんです．私にはわかりづらいことが世の中にたくさんあって，きっと頭の中
を開いたらはてなマークばかり泉のように湧いて出てきたと思う．だって，学校はとっても
とってもわかりにくいところでしたから．

■ ■ ■ ■ ■

自分の教室（今の特別支援学級）は居心地が本当に悪いところでした．いつもいつも大きな
声と大人の声が反響していました．誰が誰に話をしているのか私にはまったくわかりませんで
した．

「あなたに話しています．」なんて誰も言ってくれません．話はいつもいつも私を素通りして
行くように感じていました．話の言葉が私の体に入ってこないのです．入らないのではなく私
の中に言葉を一つ一つ消化できる機能がなかったのかもしれません．

「言葉」ということを理解していなくても，私の周りにいる人は，何か声を出している．その
様子はもの心ついた頃からなんとなくわかっていました．人の声がそれぞれが違っていること
も学んでいきました．それはある程度の時間を要したと思います．そのことに気がついたのは
1歳の誕生日をだいぶ過ぎた頃だったと思います．ですからそれまでの私は誰でも良かったの
です．私にミルクやご飯を食べさせてくれて，おむつを替えてくれて遊んでくれれば，別に母
親でなくてもよかったのです．

でも，臭いの気になる人は嫌だったかも知れません．いわゆる体臭だったりしても自然のも
のだったら許されるけど，作られた臭いはダメでした．足を踏ん張って拒否していたように思
うけれど，人には伝わっていたのだろうか．と今更ながら思ってしまいます．

自分では人に伝えていると思っていても，私の場合は伝わっていないことが多かったのだろ
うと思います．なぜなら，自分自身今でも人に伝えるという行為はとても難しいからです．そ
の私が，人にどのようにして物事を伝えていたのだろうか．ちょっとタイムスリップをしてみ
ようと思う．

■ ■ ■ ■ ■

私が記憶しているところからであるが，抱っこの時は体に力を入れて頑張っていました．臭
いも嫌だったが，顔の中の目，黒いところが特に嫌だった．眼球はいつもいつも動いているし，
自分に向かって飛び出してきそうだから，顔を見るのが嫌だった．そのためうまく抱っこがで
きないと後ろ向きに抱く人がいた．後ろ向きの方が気分は良かったけど，足にいろんなものが
当たるので，遊んでいると，足を手でおさえられたように思う．しかし，何度も足を出して遊
ぶので，しまいには抱っこではなく，床に座らせられたように記憶している．

まだお座りの頃は，大人の力にすべてをゆだねるようになっているのですね．嫌でも，それ
を嫌だと大人は感じてくれない時期なのかもしれません．裏を返せば親が自分の思い通りに子
どもを操る？時代なのかもしれません．操るという表現は適切ではないのかもしれません．で
も相手に伝える事が出来ない赤ちゃん達は親の思うがままに育てられていくことになります．

125

　もしかすると，泣いたりできる赤ちゃんは，自分の不快な気持ちを伝えているのですね．小さいながら自己主張が出来ているのに，今の時代は殺されてしまう悲しい事件も起きています．

　えらく話題がそれてしまいました．言いたかったことは，赤ちゃんの時から私は他人に伝える事がうまく出来ていなかったのです．

　なぜかと言われると，なぜなのでしょう．私にもはっきりとした理由がわかりません．ただ，まわりには興味がなかった，というか，自分がしたいことだけできていればよかったのだと思う．何をするでもなくベッドで，上のほうばかり見ていたかった．そのような時代もあり，どうにかこうにか私は成長していきます．

■　■　■　■　■

　ハイハイができるようになるとますます見たくない所は避けていたように思うのです．自分の名前ですら，この時は名前とまだ自覚していなかったと思います．「おいで」「だっこするね」と言って私に近づいてくる人たちはみんなが同じような人だと思っていました．でも，声の感じや抱っこされた時の感じが違うことには気が付いていました．しかし，この感触は誰でさっきの感触はだれとはまだわかっていなかったと思います．この頃か，母の声がやっとわかった時期かも知れません．どのようにしてわかったか．それは簡単です，毎日同じ声を聞いているので，この声は私の傍にいてご飯などをくれる人と認識していったようにおもいます．

　そしてわかっていったのが，母以外の人を認識することでした．まだ人を顔から認識ができず，声の感じとその人が持っている臭いだったように思います．抱っこされている時も感触と臭いが決め手だった．最初は「おばあちゃん」と言われる人は2種類の臭いがあるのだと思っていたが，声の感じからそれぞれ違う人だということが認識できるようになりました．私が顔を見ておばあちゃん二人を認識出来るようになるでにはまだまだ時間がかかります．

■　■　■　■　■

　ハイハイのころある音楽が聞こえてくると，テレビに向かっていました．音楽と色彩の動きそして同じトーンの声がいつも同じように聞こえてくるので，とても安心して見ていられたように記憶しています．そのビデオとの関係は小学校へ入学したころまで続いていました．たくさんのお話であることも，年齢を重ねるとわかってきました，はじめのころは音と映像で楽しんでいたと思います．

　映像の中の色は心地良いものでした．自分の中にスーとはいってくる単純な色合いだったように思います．はじめのころは色合いで楽しんでいましたが，徐々に自分でも内容がわかるようになって行きました．姉が「シンデレラ」と言うとそれが流れているのだということが，何度も繰り返すうちに私にも理解できました．字がまだ読めない時でも姉が言っているものが映るということがなんとなくわかりました．物語の内容については，わりと早くから理解していたのではないかと思います．ビデオはとても安心して見ることができましたから内容の把握も出来たのではないかと思います．

　母は，私が幼稚園の頃に，物語を聞きながら本を見ていくものを準備してくれました．聞くことはとても楽しかったのですが，その進行に合わせて，ページをめくることがまったくできませんでした．その理由を今考えると，読みを聞いていても文字は私には関係がなかったのです．聞きながら文字を追い，ページをめくる作業が出来なかったと思います．そのことから，

「どうしてページをめくらないの．字はわかっているのに」と，何度も注意をされました．何度も，何度もです．母は私のこの様子をただの怠けものだとしか思ってなかったのでしょう．母を今さら非難するつもりもありません，自閉症と知っていても，機能の面で不得意な所があるとは，母にも他の誰にも分からない，理解されない時代だったのですから．

■ ■ ■ ■ ■

　時代には悲しい時も楽しい時もありますが，いろいろなことがあり今があるのです．そして未来があります．ですから，自閉症並びに発達障害のある子ども達には，知能検査や発達検査だけでなく体の機能検査をした方がよいのではないかと思います．そうすれば感覚機能などは訓練で少しは良くなると思います．

　体を動かすのが不得意だと，全てにおいて時間がかかりますから，定型発達の方々との時間は開くばかりです．それを待ってくれる人は少ないです．いえ，ほとんどいないと言っても過言ではありません．

　それを実感したのが大学での講義でした．日本語はまだ話すことができない留学生が，自分の国の話と将来の夢について話しました．日本語がままならないし，聞いている学生は英語を良く理解できないので，先生の通訳がいります．それでもみんなは不満そうな顔をするわけでもなく，静かに聞いているのです．講義なのでしょうがなくでしょうか．そうではないように思われました．

　留学生を私と置き換えると，周りの感じが「はやく，話して」というオーラになります．思い過ごしと言われるかもしれません．でも，いつもそのような環境に自分が置かれていると，ついつい比べてしまいます．それがあながちあたっているのです．人は口ではどのようにも言うことができますが，周りのオーラのような物は繕うことが出来ないので私にそのまま返ってくるのです．

■ ■ ■ ■ ■

　人が思っていることがなんとなくわかりました．それは，年齢でいったら４才位のころかもしれません．最初に覚えがあるのは，通園施設に通っている時の先生たちとの話です．一人の先生が本当に大好きでした．その頃の私は，怖くて怖くて知らない大勢の人たちの中では，立っているのがとてもつらかったのです．抱っこが嫌だったのでおんぶばかりを要求していました．それも大好きな「M先生」だけに．他の先生には頼む事が出来なかった．頼んじゃいけないように感じたのです．人から感じられるオーラのようなもので判断したのかもしれません．M先生は私がおんぶばかりねだったので，腰を悪くされて退職されてしまいました．いなくなった時は本当に悲しかったです．でも，悲しいという表現はまだ出来なかったです．

　その時先生方が私に言っていた「おんぶばかり頼むから，M先生病気になったんだよ．」と言われたことが今でも忘れられずに残っています．このころは，言われた内容がどんなことなのかがはっきりとはわかってはいませんでした．でも周りの雰囲気から，悪いことを言っているようだとは感じられました．そして，本当に意味を理解したのは小学校へ入学する前ぐらいだと思います．

■ ■ ■ ■ ■

　今，M先生の顔を見てもきっと分からないんじゃないかと思います．このころは顔が怖くて

みるのが嫌だったからです．私が記憶している，先生たちの顔には目がありません．声と顔も
おおまかにしか覚えていません．ありがたいことにその頃お世話になった先生は私よりも早く
に「みほちゃん元気？」と声をかけてくれるので，思いだすことが出来ます．声をかけていた
だけなければ思いだすのにきっと時間がかかると思います．小さな時の情報ほど鮮明に覚えて
いるようにも思います．きっと情報量が少なかったからではないかと思っています．

　小さい時は今思うと自由だったし，今より分かりやすい世界で生活していたと思います．そ
んな中でも混乱していた私には，なにかしらのわかる方法で教えてもらう必要があったのかも
しれません．

　今だって言葉だけだと，消えてしまう言葉があります．少しでも文字として残してもらえる
と楽になります．自分の目で確かめられないと本当に混乱してしまいます．目からの情報のほ
うが強く，言葉で言われただけだと，目からの情報のほうに体が動いてしまうので，指示を聞
いていない人か，指示がわからない人になってしまいます．書いて指示を出してもらえると入
りやすいので，言葉で分かりにくい人には視覚での支援も一緒にして欲しいです．今は勉強を
する時間などと分かっている時は，集中しているので，耳からだけでも可能なのですが，日常
生活になると，ころころ状況が変わるので困ります．

■　■　■　■　■

　私は窓から外を見るのが好きでした．今も大好きです．

　小さな頃は，何もかもが自分に襲い掛かってくるような感じがしてとても恐ろしい気持ちに
なったとき，外を見ていたように思います．それは，大空がいつも変わらずにあったからでし
た．どこから見ても空は変わらないので安心できたのかもしれません．私にとって窓からの景
色は，額に入っている一枚の絵だったのです．どこまでも続いている道も私にはすべて絵のよ
うに一枚に書かれていると長い間思っていました．ですから，見慣れない所でも，すぐ行き止
まりになると思い出かけると，行っても行っても行き止まりにはならず，続いて行くのです．
まるで底なし沼に入ってしまったように，戻ることも出来ないような状態になってしまったこ
とが何度もありました．底無し沼のような道には行き止まりがありません，そればかりか道が
枝のようにわかれているのです．枝わかれのような道は家の窓からは見えていません．

　そうなると，道をただ進むだけです，あみだのような道を，自分の思うままに進んでいきま
す．もう，自力で家に帰ることができません．私はパトカーに乗り家に帰ったこともあります．
よその家のベットに入っていたこともあります．私は，窓から見えている景色を確認しようと
思うたびに，問題も起こしてきました．そのたびに大目玉をもらっていました．遠近感が本当
になかったのだと思います．外を見るたびに，額に入っている絵を見ているような感じでした．
このように，遠近感がわからない状態は小学校の5年ぐらいまで続いていたように思います．
だからなのか高さも怖くはありませんでした．高いところにいるとは感じないのです．だから
注意されても自分のこととして考えたりすることが出来ていませんでした．

　小さい時にはいつも「この子は怖いのがわからないんじゃないの．」と言われていたように思
います．怖くはないのです．だって高いところに登っても，あまり高いと感じなかったから．
高いところでも自分が居たい所が自分にとっての居場所だからです．

　小さい頃の私はいつも2階の子供部屋の出窓に座って外を見るのが好きでした．そこからの

眺めは，私にとって心の安らぎになりました．窓からは公園が見え，近所のおうちが見渡せ，川の流れも見る事ができました．そしてその上にはいつも空がありました．空はきらきらと輝いて見える時や薄暗い時真っ暗な夜，など空はいろいろな顔を持っています．でも，上を見上げるといつもあるので私は空を見るのが大好きになって行きました．

　嫌いな場所や嫌なところに行っても，そこを出ると空はいつも待っていてくれました．同じ顔で迎えてはくれないけれど，私にはとても救いになりました．今も救われています．

　暗い気持ちになるといつも救ってくれたのが空でした．

　今思うと空がこんなにも私にとって大切なものであるということを実感できたように思います．

■ ‖ ■ ‖ ■

　小さな時から身近にあって大好きなものってほかに何があるのだろうか．

　水はずっと好きでした．ずっとずっと大好きだったのには理由があります．水はいつもそばにありました．飲むときはコップの外からでもきらきら光って見えます．きらきら光るのを見ていると，気分が明るくなるのがわかりました．でも，コップに入っている水には欠点がありました．それは水滴です．小さい時は，コップについた水滴が嫌いでした．なぜって，コップについた水滴が突然落ちてきて，何度も嫌な思いをしたからです．嫌な思いとは，体が濡れる事もそうですが，思いもしない所が突然濡れていたりします．テーブルやたまには床なども．

　そうそうコップを傾けたりすると，こぼれる水が許せなかった時もありました．水が屈折していろいろな色を奏でてくれる心地良さを皆さんにも味わってもらいたいと思います．

　水道を流している時も，水の勢いで色が変わることも知ってもらいたいな．

　「ジャージャー」と流れる音を楽しんでいる知人もいます．私も一度はまってしまいました．

　音との関係はあとにして，今は光る物のはなしに重点を置きたいと思います．水が屈折しながら色を出すのは，見ていてとても気持ちがよくなりますし，水道のように流れるのは，表情が一刻一刻と変わるのでとても面白く感じられました．海は，波のしぶきが太陽の光に当たると，色がたくさん出てきて楽しいのですが，波が自分を濡らすので，ゆっくり鑑賞とまではいきません．それよりも，水平線を見ていると輝く海の中にたまに見える船が，まるで海の中の世界から突然出てきたような錯覚にさせられるほど輝いて見えます．私の海でのお勧めは一度顔をつけて水面とすれすれに目を出すと，そこからは，水の世界の混沌とした色と，太陽の当たっている表面の違いが何とも言えない絶妙な感じで，面白く感じられ，いつも自分の背の高さギリギリの深さのところでぴょんぴょんはねていました．このことを書くまで，水の中でまではねている理由を親は知らなかったと思います．

　光る物は大好きでした．切り子グラス，ビー玉，モビールの糸，水道の蛇口，などなどたくさんありました．でも，小さな子供が大好きな鏡にはあまり興味がありませんでした．鏡は今は大好きですが．

　きらきら光るものを見ていると気持ちが落ち着きますが，ほどほどにしていないとテンションが上がりっぱなしになるので要注意です．

■ ‖ ■ ‖ ■

　次に，水の流れる音についてです．私ははじめは物が消えるのが面白く，トイレにいろんな

ものを流していました．ですからトイレの詰まりの原因はいつも私でした．しかし，物が流れる楽しさから，物が流れるときの音が違うことに気がつくと，流す行為は同じですが，私にとっての趣旨が違っていました．いろいろな物が消える楽しさから，音の変化を楽しむようになっていきました．でも，家族にとっては同じ行為にしか見えないわけです．

　おもちゃや文房具，トイレットペーパーを補充したと思えばなくなり，使うときにはホルダーに紙がないために何度も，どれだけ注意されたり，怒られたかわかりません．音の変化にはまっていました．トイレットペーパーの流す量でも音は違うので楽しめます．しかし，再生紙のトイレットペーパーはいけません．スムーズに流れないので，詰まるのです．詰まるから水を流しても流れないのに，水を流せば流れると思いこんでいる私は，何度も何度も水を流し，大洪水にしたこともありました．でもその時からトイレの紙と水は怖くなり，たくさん流さなくなりました．今思うのは，水の流れる音には気をつけろ．気持ちが水に持っていかれるぞ．ということです．夢中になると，何もかもを忘れて紙を流しても流しても，流したくなるのです．誰かが止めてくれなければずーっと流し続けているかもしれません．それほど楽しい感じにさせてくれたのがトイレの水流しでした．

　この水流しは，大学生のころまで続いていたものでした．私にとって厄介ではありませんでしたが，家族からは厄介ものとしか思われていなかった，私のお気に入りでした．

　私にはお気に入りでも，他の人には厄介なものが他にもあるようです．

■ ■ ■ ■ ■

　音楽を聴く時の聴き方でしょうか．これも何時も注意を受け続けている一つです．ヘッドホンを付けて音楽を聴くのですが，それにあわせて声を出してしまうようです．その声が尋常でないようで，声を小さくするように注意を受けるのですが，出来ないのです．小さくする行為をどうすればよいかがわからないといった方が良いと思います．なにせ日常生活においてでさえ自分の声をコントロールできないでいるのですからどうしようもないのです．これを言ってしまうと姉からまたおこられてしまうのですが，ここをコントロールが上手く出来ればよいと本人が一番思っているところです．私の場合思っていても行動に結び付けることが出来ないので困るのです．

　思っているという事もなかなか信じてもらうことができません．定型発達の人や，他の自閉症の人たちも，自分で考えていることを実行することができるようです．私もどのようにすれば良いなどは思いつく．でもそれが行動にまで結びつかない．だから誤解されるのかも知れない．

　悲しい話だがこれが現実なのです．何が原因でこのような思考になってしまうのでしょう．あたまと体が時々一緒でないことに気がつくことがある．

　小さな時はそんなことに気が付きもしなかった．それよりも自分のしたいことが出来て楽しいぐらいにしか思っていなかった．

　自分しか見えてない時間が長かった．

　みんなは思っていることが出来るから全く自分の能力に感謝していないけれども，思っていることができるのは能力だってことを自覚したほうがいいと私は思う．出来ないって本当に苦しいのです．でも，みんなは必ずできるから当たり前に思っている．当たり前に出来る幸せを

もっと味わってほしいな．ずいぶん話がそれてるけれど，声をだしている自分を修正できないという話でした．

■　■　■　■　■

音楽を聴いている時だけではないのです．私は，日常も大きな声を出したりします．それも会話ではなく，他の人が聞いたら何を言っているのかわからない，または気味悪く思われるような声を出してしまいます．この時自分では声を出していると気が付いていない時が多いです．

自分で出しているのにどうしてと思うかも知れませんがわからないのです．声を出していると教えられ初めて気がつくと，今は落胆のほうが強い時があります．自分のことが見えている，分かっている今は，自己嫌悪に陥る事もよくあります．

自分には障害があると知って育ってはいるけれど，自分の体が自分の考えにおいつかない時，自分がとても嫌になってしまいます．体の上半身と下半身がまるで別々のもののように動いてしまいます．悲しいです．パソコンの練習を兼ねてこの文章を作っています．練習は大事だとわかるからやらなくてはと思う気持ちが十分あるのに，パソコンを打ちながら，「ぎゃーぎゃー」と言っている自分がいる．この状態を他の人が見たとしたら，どうして無理にやらせているのだろうと母が叱責されるでしょう．自分がしたいと言ってやっている最中でも，嫌なような声や態度になってしまう自分が悩ましい．

今思うとどんなに注意されても，周りのことが感じ取れなかった小学生の中学年までは良かったのかも．この頃だって自分だけどうして出来ないのかと思ったが，今ほど強いものではなかったと思う．小さいころも落ち込みはした，でも活動するところは限られていた．大人になれば活動範囲も広くなってくるので，学校時代より多くの人と接する機会が増えるので，違いがあからさまにわかる．支援を受けてきたから，自分の障害を少しは理解してきたから，自分で振り返ることができるのだと思う．

■　■　■　■　■

今，自分の小学校時代を振り返る事が出来るようになったのだと思う．私にとっての小学校は悲惨な時代だったけど，光が見えてきた時代でもあるのです．小学校がなかったら今の私はないのだと言えるから，当時はどうして自分のことを分かってくれないのという気持ちが強かった．だがその頃のことを客観的に見られるようになってきているように思う．

小学校の入学式から，私は疑問に思っていた．幼稚園の友だちとなぜ一緒の教室ではないのかと．入学式前日は同じクラスに机があったのに，入学式が終わると机は違うクラスへと変わっていた．そこから，なにが，どうして，のごちゃごちゃが始まっていたのだと思う．自分で振り返ることにより自分の弱い所が理解できると思うので小学校の時の悪行を自分なりに振り返りたいと思う．

入学式の前日の部屋と違う．ここにこだわりました．それから，入学式の会場がとてもつらい所だった．私を初めて会う先生が抱っこして座らせようとするのだが，そこの場所にはいたくはなかった．なんでだろう．

今思うと，何がはじまるのか分からなかった．

「入学式だよ」と言われて，学校に行ったものの，入学式というものがわからなかった．どこから始まり，どこで終わり，それがまったく分からないし，両親がいることは知っていたので，

はやく両親のところに戻りたかった．その入学式から体育館は嫌になっていたように思う．体育館は音が異常に響くので動物か怪獣のような大きな生き物が来たような錯覚を起こすこともあった．わたしは，感覚過敏を持っていたのでしょう．それを知らずに学校生活を送っていたのだと思う．

　それを知らずにいたことはとても悲しかったと思う．でもその時，自閉症者が感覚過敏を持っていると知っていた人はどのくらいいたのだろうか．今でこそ感覚過敏は知られるようになったが十数年前はまだ知られてはいなかったのではないでしょうか．私が小学生の時，母は知っていませんでした．

■　■　■　■　■

　私は，次に何をして，こうなると終わるということがわからないと自分勝手にルールを作って行動をしてしまうような子どもだったのではないかと思います．

　先生方は，誰の次は私と順番は教えてくれます．でも，前の人が何をやり，いつ終わるのか，がわからない．終わるまで座って待っていられなくなりうろうろしてしまう．そして先生が登場してしまい，注意され，また時間がかかる．この繰り返しをしていたように思います．

　私にとって必要なのは，いつから始まり，どこまで来れば終わることが出来るのかを明確に教えてもらう必要がある子どもだったのではないかと思います．

　きっと先生方は教えてくれていたのかも知れませんが，より詳しく指示をいただけないと活動が出来ない子どもだったのだと振り返ることが出来ます．その指示も声だけではなく，見てわかるようにしてもらいたかった．

　一人であてもなくぶらぶらしているように見えていたかも知れませんが，居場所を探していました．誰かに傍にいてもらいたい，誰かに不安を分かってもらいたい．とても感触がよいものがあると自然とその場所に行きたくなりました．その感触のことが忘れられなくなるのです．何時も忘れないのではありません．嫌なことがあった時，つまらない時はその場所が浮かんできます．

　嫌なことを挙げて見たいと思います．たとえば，髪を引っ張られる，大きな声で悲鳴のような声をだされる，がやがやしている，何をしたらよいかがわからない，等など日によってもちがいます．体調の悪い日はなおさらです．でも小学校のころは自分の体調の変化に気がつくことはなかったと思う．痛いはわかっていたけど疲れたなどの体調の変化については未熟だったように思う．

　いつもと少し違う感じとしか受け止めなかったように思うのです．朝がよくても，学校でのいろいろな活動をしていて気分が変になる時もありましたが，それがおかしいとは思わずにいました．しかしその変な気持ちがたまると気持ちの良い感触のところに行ったり，学校を飛び出したりしていたように思います．

　その原因が一体何だったのか今はわかりません．一つのことだけが原因ではなく，いろいろな因子が鎖のようにつながり絡み合うことで，問題と言われる行動になっていたのではないかと思います．

■　■　■　■　■

　会話が出来ない．私の言葉がわかる人がいない．自分の気持ちを他の人に伝える事の出来な

いもどかしさは，計り知れないものがありました．ある先生が母にこんなことを言ったそうです．「お母さんといる時のみほちゃんと学校で一人でいる時のみほちゃんは，まるで別人のようです．」と言われた．と母が言っていたのを思い出します．

　母には自分の気持ちを言葉で出すことができました．良いことでも，悪いことでも伝える事が出来ました．しかし，学校では伝えるツールが私にはありませんでした．他の人に気持ちが伝わらない時皆さんもイライラすると思います．私もイライラするのです．イライラするから問題行動といわれる行動も多くなるのだと思います．言葉がほとんどでない自閉症児でも気持ちがあるのを分かって欲しかった．「何も分からない」のではないのです．

　いつもどのようにしたら自分の気持ちを伝える事が出来るのかがわからなかった．相手は自分に対して何か言っている．私はどうすればいいの．どうすればいいのかききたかった．でもきくことができない．そこで，またイライラしてくる．

　言いたいことがあるけれども伝え方がわからない．言葉を使えば伝わるようだ．言葉との出会いです．このときはびっくりでした．幼稚園の時のお泊りでそのことに気がつきました．それまでは，周りの人たちはごちゃごちゃ言っている．くらいでしか見ていませんでした．でも，お泊りで交互に言っていると気がついたのです．気がついたからと言ってすぐに試してみようとか，そんな簡単に自分の中に芽生えていったのではなかったけれど，交互に何かごちゃごちゃ言っていることだけはその時見つけたと思います．母はこのお泊りから帰った時「お泊り楽しかった．」と聞いたそうです．そしたら「楽しかったよ．」と言ったと今も言います．私と母の最初の会話だと思います．

　交互に話すことを見つけたから実行したのかどうか，今となってはその頃の自分に聞くことができないが，このお泊りは私にとって貴重な体験となりました．

おわりに
〜執筆を振り返って〜

　この本を作るために，たくさんの質問を先生は私にしてくださいました．

　私は，質問に答えればよかっただけでした．

　私の負担になったと言えば，幼少期や学童期の嫌な記憶の蓋を開けなくてはいけない事でした．

　でも，質問に答えている時に，私の様子に気づいた先生が「今の気持ちは？」といつも質問をしてくれて，気持ちの中のくすぶりを解放させてくれましたのでそれほど負担にならずに答えることができました．

　先生の質問を聞くと何となくその時の場面がパーッと浮かんでくるのです．この表現でいいのかわからないけれどすぐに答えることができました．

　考える，思い出すという様子もなく答える私を見て，母は「いつもそうすぐに答えられるの」と言ってばかりいたように思います．

　母の変化も私と先生で質問と答えを繰り返したこの何年間かの間に起こったように私は感じています．

　私を毎日支援していた母にも，伝わっていなかった事がたくさんあったことを今回の事で知る事ができました．自分から言い出すことが出来ない，言語で伝えるのに時間はかかる，人に伝える事を知らなかった私にとっては，伝える事の重要性を知る機会にもなりました．

　知ったからといってすぐに生活を改善するのは難しい私ですが，先生としてきた訓練を日常生活に加えればいいだけなのです．そう思えるようになったのも，自分の過去と向き合い振り返る機会を持たせてくださった先生のおかげだと思います．

　ありがとうございました．

　私はこれからも，進化していこうと思っています．

　これからの私も見ていてくださいね．

2021 年 11 月

わたなべみほ

　今回のような経験をさせていただきありがとうございます.

　娘のできないところばかりが目につき,不安との戦いだった幼少期.学校時代もよいことも
あれば,悲しいこともたくさんありました.

　しかし,それらの多くが本人を理解できていなかったことが大きいということを,本人が書
いた文章から知ることができました.自閉症は脳の機能障害だから,理解の仕方が違うのだと,
本を読みわかったつもりでいました.

　わかっていなかった.本当はわかっていなかったと痛感させられました.本人の気持ちをわ
かろうとしていなかった.

　他の人がしていない学校への付き添いを長年してきました.それは,本人が勉強をしたいと
言ったから,希望をかなえてやりたいと思ったからです.でもそのとき,私がしていたことは,
本人の隣にすわり,体に触れているだけでした.そうして勉強しているのに付き合っているだ
けでした.学校へのお願いはいろいろ伝えていたのに,日常生活の中の困り感に寄り添うこと
は,本当に少なかったように思います.学校へ付き添っていた時は本人から気持ちを聞く時間
もなく,ただ忙しく時間が過ぎていきました.重い自閉症でも努力を続ける娘に何かしてやり
たかった.でも,それは親のおごりだったのかもしれません.

　大学を卒業し自宅で過ごすようになり,みほと向き合う時間が増え本当の姿が見えるように
なったと感じています.そして,今回の経験で,本当の気持ちを知ることができました.

　このような機会がなければ,聞くことができない娘の考えや気持ちを最後まで書いた娘と,
細かな質問を娘にしてくださった藤原先生に感謝しかありません.

　改めまして,貴重な経験をさせていただきありがとうございました.

　心より感謝申し上げます.

2021 年 11 月

わたなべくみこ

分散脳　バラバラな思考がひとつになる時
～自閉症スペクトラム障害の私が語ること，書くことの意味～

ISBN978-4-7878-2536-0

2022 年 2 月 15 日　初版第 1 刷発行

著　　者	わたなべみほ，わたなべくみこ，藤原加奈江	
発 行 者	藤実彰一	
発 行 所	株式会社　診断と治療社	

〒 100-0014　東京都千代田区永田町 2-14-2　山王グランドビル 4 階

TEL：03-3580-2750（編集）　03-3580-2770（営業）

FAX：03-3580-2776

E-mail：hen@shindan.co.jp（編集）

　　　　eigyobu@shindan.co.jp（営業）

URL：http://www.shindan.co.jp/

装　　丁	迫田隆幸	
印刷・製本	三報社印刷株式会社	